がんにも勝てる長生き常備菜

医師 佐藤典宏

主婦と生活社

「〝がんの疑いあり〟と言われて不安……」

「がん治療を少しでも効果的にしたい」

「がんを再発させたくない」

「がんにならずに長生きしたい」

この本を手に取った人は、きっとそういった思いを持っていることと思います。

私がこの本で一番伝えたいことは、

がんを遠ざける確実な方法がある

ということ。そして、

たとえ、がんになっても長生きできる

ということ。

これが、30年間、医師としてがん患者さんと向き合ってきた私の結論です。

たしかに、がんとわかって1か月で亡くなってしまうケースもありますが、
寿命をまっとうする人もいまは珍しくないのです。
そのためにはどうしたらいいか。

最も大事なことのひとつが、食事です

もちろん、食べ物でがんは治りません。でも、私たちの身体は私たちが食べたものでできています。「何を食べるか」という日々の積み重ねが、健康に直結するのは当然のこと。がんにだって関係ないわけがありません。

そこで、

がんに負けないための特別なレシピ

を考案しました。
その最大のポイントは、10種類の「抗がん食材」です。

近年、食べ物が持っている健康効果がいろいろと明らかになり、がんに対する効果も、人間やマウスの研究によって少しずつわかってきました。たとえば、こういった効果です。

抗腫瘍作用

私たちの身体には血管を新しく作り出す働きがあり、がん細胞はそれを利用して増殖するが、特定の食材にはその働きを邪魔する効果がある

抗酸化作用

がんはがん細胞が増殖する病気だが、食材に含まれる抗酸化物質は、傷ついた細胞を消し去るなどして細胞のがん化を抑える働きがある

抗炎症作用

体内で長く続く炎症が多くのがんの誘因だと考えられているが、炎症反応を抑える効果のある食材がわかってきた

アメリカやヨーロッパで食事が関係しているがんが増えているせいか、近年、食事に関する科学的なデータが急増して、右の効果が明らかになりました。

このような、がんになるリスクを下げる効果がある食材を「抗がん食材」と名付け、特に私がおすすめする食材を10種類、厳選しました。
10種の抗がん食材は、

通信販売でしか買えないようなものや、
値段の高いものは一切ありません。

どれも、身近なスーパーマーケットで手に入るものばかり。

病気を遠ざけるのに、特別な食材は必要ないのです。

そして、本書ではその10食材を使ったレシピを１００個、ご紹介しています。
これだけあれば、飽きずに楽しんでもらえるのではないかと思います。

100のレシピはすべて**「常備菜」**です。

常備菜というのは、作り置きができるおかず、という意味。

数日分を一度にまとめて作っておき、冷蔵庫にストックしておく〝メインおかず〟や〝ちょっとした副菜〟です。


「料理を作るのは私の楽しみ！」という人でも、自分の仕事や親の介護、育児など、忙しい毎日を送っているはずです。体調がすぐれないときだってあります。

そんなときに、できているおかずが冷蔵庫に入っていると、とても気がラク。

献立をイチから考えなくていいのは、うれしいですよね。


また、健康にいい食事はぜひ日々の習慣にしてほしいですが、常備菜ならＯＫ。

毎日、「抗がん食材」を使った料理を食べられます。


なかには、ご自分のためではなく、ご家族のためにがん対策の料理を作りたいと考えている人もいると思います。

常備菜なら冷蔵庫から出してそのまま食べたり、レンジなどで温めれば食べられるので、シニアの人でも安心。

離れて暮らす老親にまとめて作り置きするのにもぴったり。

さらに常備菜は、お弁当のおかずに転用できたり、あと一品足りないな、というときにも便利。また、作りたてとは違った魅力も。

時間が経つと味がなじんで、さらにおいしさが増したりします。

もちろん、一度にまとめて作るので、安いときに食材をまとめ買いできたり、多く買っても無駄なく使い切れるということ。

コスパだっていいので、財布にもうれしい。

常備菜には、いいところがたくさんあるのです。

じつはこの本、〝シリーズ第2弾〟と言えます。
私は２０２３年に『がんにも勝てる長生きスープ』という本を出したのですが、それが大変、好評でした。

これまでの〝がんの食事本〟は、これを食べるな、あれをやめろ、食べるならこれを大量に、という具合に、窮屈なことが書かれているものが多かった印象があります。

私の前回の本は10種の「抗がん食材」を使いさえすればＯＫでレシピも豊富だったので、読者のみなさんに喜んでもらえたのだと思います。

うれしいことに、実際にがん患者さんからいくつか感想をもらったので、ご紹介します。

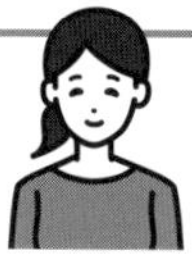

食事の大切さを教えてくれない医師も多いので、とても助かりました。

（40歳代、女性）

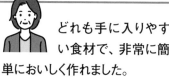

どれも手に入りやすい食材で、非常に簡単においしく作れました。

（50歳代、女性）

前回の本はスープのレシピだったので、今回はおかずのレシピをと思い、常備菜の本を作りました。10種の抗がん食材は、前回とまったく同じです。

私の患者さんに9年前に膵《すい》臓《ぞう》がんが判明して手術をし、その後、再発してもずっと大きくならないまま元気に過ごしている84歳の女性がいるのですが、その人が毎日、これらの食材を食べているのです。

もちろん、この女性が元気な理由は食事だけではないですが、毎日の食習慣がいい方向に影響していることは間違いないですので、今回も自信を持っておすすめします。

この女性を見ていても常々思うのですが、たとえがんになったとしても、何を食べるかということはとても大事。

食事は毎日のことであり、長いスパンで見ればその差は歴然です。

がんのリスクを少しでも下げたい人、健康を維持して長生きしたい人はぜひ、抗がん食材を使ったレシピを日々の食事に取り入れてみてください。

CONTENTS

CONTENTS

大豆の常備菜

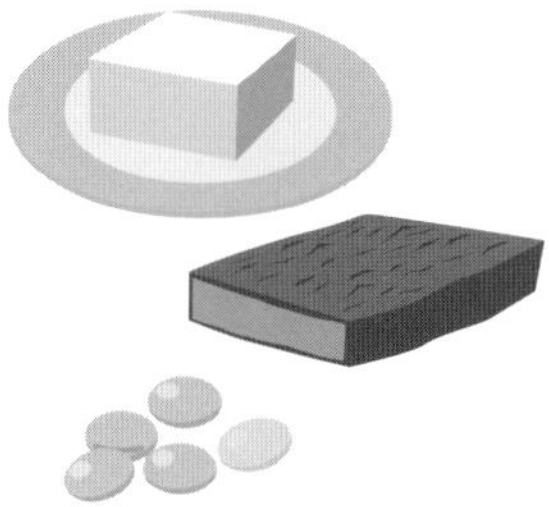

きのこの常備菜

海藻の常備菜

野菜の常備菜

CONTENTS

第1章

がんリスクを上げる食べ物、下げる食べ物

現在、がん患者は世界で増加傾向にあり、がんに関するさまざまな研究が世界中で行われています。特に、食べ物とがんに関する研究が盛んで、がんになるリスクを下げてくれる食材がいろいろとわかってきました。

例えば、抗酸化作用のあるキャベツや、炎症を防ぐさばやいわし、がん細胞の成長を邪魔する働きがある大豆などです。

がん細胞を一気に消してくれる魔法のような食材はありませんが、**がんに対していろいろな角度から効果を発揮する食材があるので、それらの食材をバランスよく毎日の献立に取り入れると、がんのリスクが低下する**ことは間違いありません。

次のページから、抗がん作用が認められた食材を10個に厳選して紹介していきますので、ぜひ、意識して食生活に取り入れてください。

また、がんのリスクを下げるために食べたほうがいい食材もあれば、逆に、がんのリスクを上げてしまうので控えたほうがいい食材もあります。

そういった食材も紹介していますので、もしよく食べているものがあれば、控えめにするのをおすすめします。

第3章にも食べ方についてご説明していますので、併せて実践してみてください。

がんリスク下げる食材1

キャベツ

スルフォラファンを多く含むキャベツは抗がん野菜No.1!

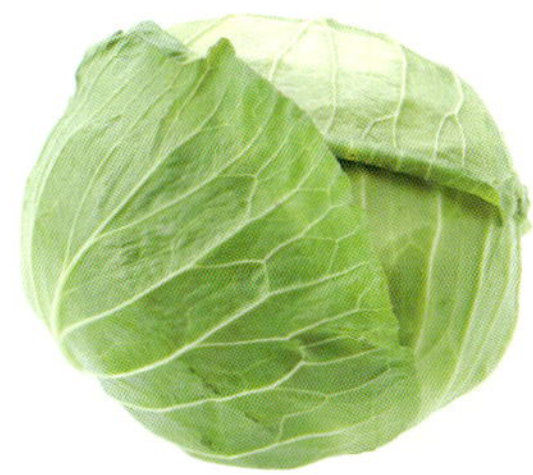

キャベツなどのアブラナ科の野菜には、植物が有害なものから自分の身を守るための「ファイトケミカル」という成分が豊富に含まれます。その一種のスルフォラファンには強力な抗酸化作用があり、がん細胞の増殖や転移を抑える働きがあります。

日本人9万人を対象とした研究で、アブラナ科の野菜を最も多く食べたグループの男性は、最も少ないグループよりも、がんの死亡リスクが16%低く、全疾患の死亡率も男性で14%、女性で11%低下しました。

季節を問わずに店頭に並んでいて安価なキャベツは最も身近な抗がん食材です。なお、冬が旬の芽キャベツにも抗がん成分が含まれています。

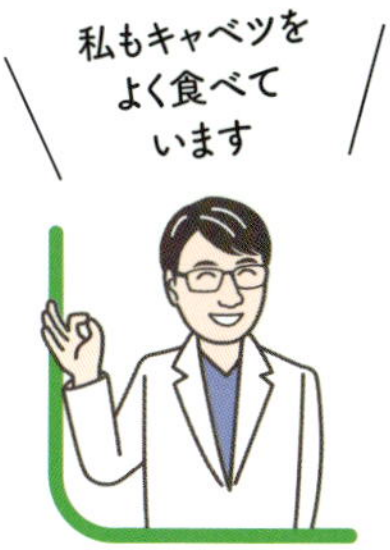
私もキャベツをよく食べています

がんリスク下げる食材2

ブロッコリー

強力な抗酸化作用でがん細胞の増殖をブロック!

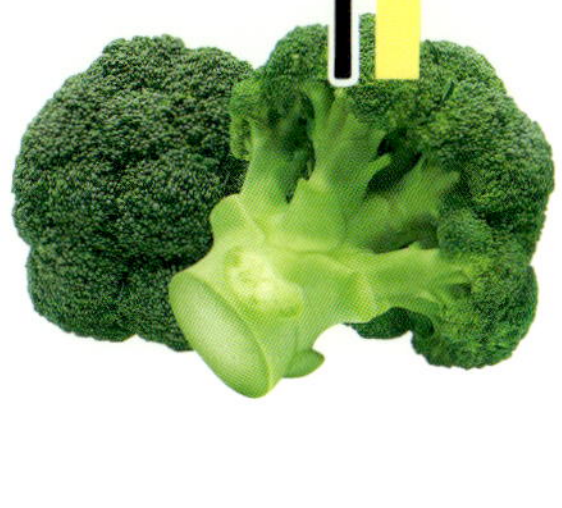

ブロッコリーは強い抗酸化作用のあるアブラナ科の野菜。特にブロッコリーの新芽であるブロッコリースプラウトには多くのスルフォラファンが含まれていて、最強の抗がん食材だと言えます。

また、がんだけでなく、アブラナ科野菜の摂取量が多い女性は心筋梗塞や脳梗塞による死亡リスクの低下も認められています。それらの病気はがんに次いで多くの人の命を奪っているため、アブラナ科の野菜は〝長生き食材〟でもあります。

ブロッコリーはスーパーなどに小房にわけて冷凍されているものが売られているので、それを冷凍庫に常備しておくと便利です。

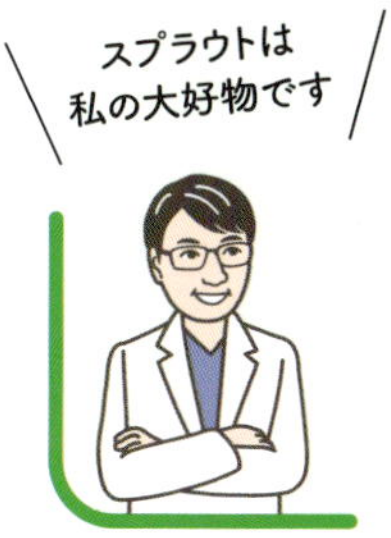
スプラウトは私の大好物です

がんリスク
下げる
食材
3

がんや生活習慣病に効果がある成分が玉ねぎには豊富！

玉ねぎ

玉ねぎをはじめとしたアリウム属の野菜には、ポリフェノールの一種で、強力な抗酸化作用を持つケルセチンという成分が豊富なため、抜群の抗がん作用があります。ケルセチンを与えたマウスを使った実験では、膵臓がんの増殖が抑えられたという報告も。

　また、がんだけでなく、動脈硬化の予防や血糖値、血圧、コレステロール値の低下といった生活習慣病の予防も期待できます。

　ケルセチンはアスパラガスや緑茶などにも含まれていますが、加熱しても壊れにくいため、いろいろな料理に使うことができる玉ねぎがケルセチン摂取に最も適した食材だと言えます。

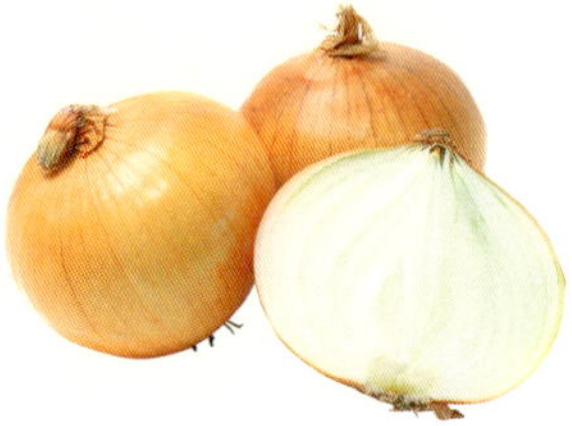

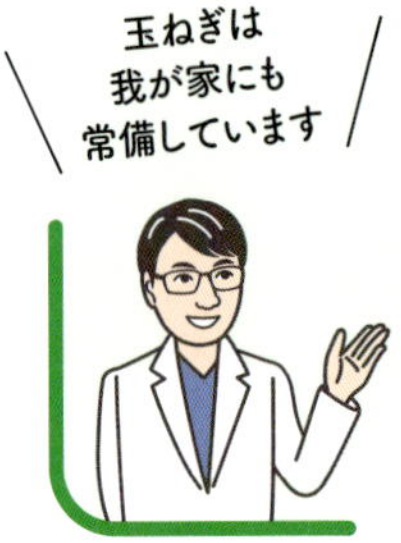
玉ねぎは
我が家にも
常備しています

がんリスク
下げる
食材
4

アメリカの研究所がにんにくを“最強抗がん食材”と認定！

にんにく

アリウム属の野菜を代表するにんにくには、二硫化アリルという成分が含まれていて、その成分の抗酸化作用と抗炎症作用によって抗がん効果が期待できます。大腸がんとにんにくの複数の研究をまとめた分析では、にんにくを多く摂取する人は大腸がんのリスクが25％減っていました。

　また、アメリカ国立がん研究所が「がん予防に効果のある食品」として発表したデザイナーフーズ・ピラミッドと呼ばれる食品群のトップに位置するのが、にんにくです。最強の抗がん食材とも言えるので、ぜひ少しずつでも取り入れてください。チューブタイプの商品を利用するのも手だと思います。

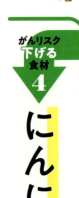

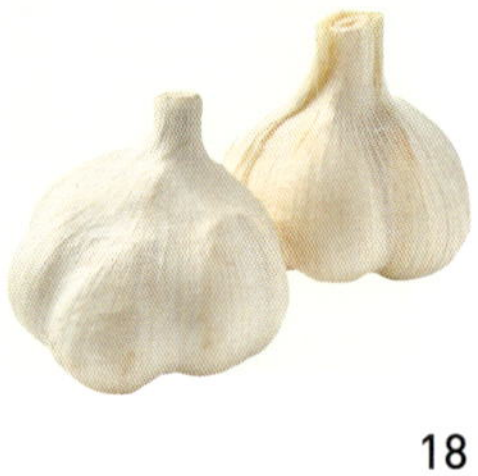

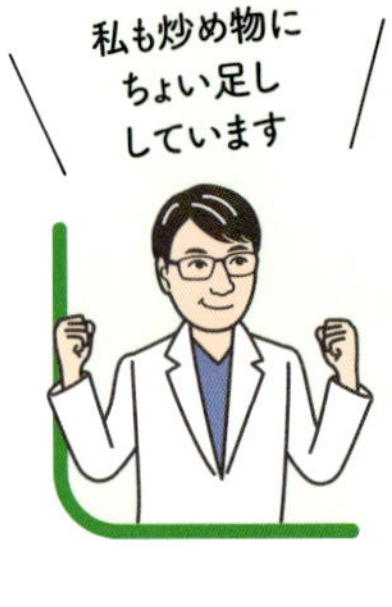
私も炒め物に
ちょい足し
しています

がんリスク下げる食材5

大豆

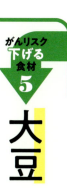

大豆イソフラボンにはがん細胞の成長を阻害する作用あり

がん細胞は、新しい血管を作り出す「血管新生」という働きを活性化させて成長しますが、大豆イソフラボンの一種であるゲニステインという成分には、血管新生を邪魔してがんを防ぐ効果があります。

大豆とがんの死亡リスクに関する複数の研究を解析した論文では、さまざまながんの死亡リスクに関連し、たとえば胃がん、大腸がん、卵巣がんの死亡リスクは50%前後も低下しました。

また、みそや納豆などの発酵大豆食品には善玉菌が多く含まれていて、腸内環境を整える働きもあります。腸内環境は全身のがんとも関係しているのでぜひ日々の食生活に取り入れてください。

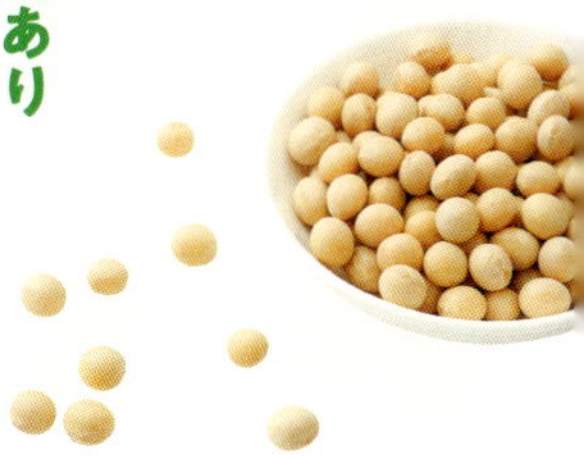

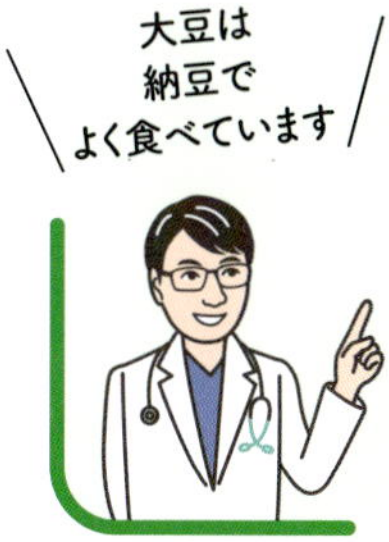
大豆は
納豆で
よく食べています

がんリスク下げる食材6

きのこ

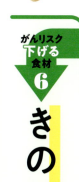

免疫力を高めるβグルカンの働きで胃がんや乳がんに効果的

きのこ類に含まれるβグルカンという成分は免疫力を高める働きがあり、がんなど、さまざまな病気の予防に効果的です。

実際、きのこの摂取量とがんの発症率について調べた複数の研究でも、最もきのこを多く食べていたグループは最も少ないグループよりがんの発症リスクが34%低下していました。特に胃がんや乳がんの予防に効果的だと言われています。

なお、きのこ類の特定の成分を含むサプリメントが「がんに効く」という触れ込みで売られていますが、効果があるという科学的根拠は一切ないため、きのこそのものを食べるのをおすすめします。

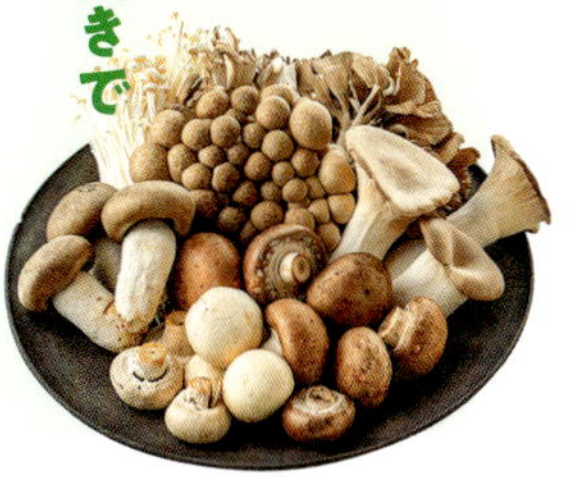

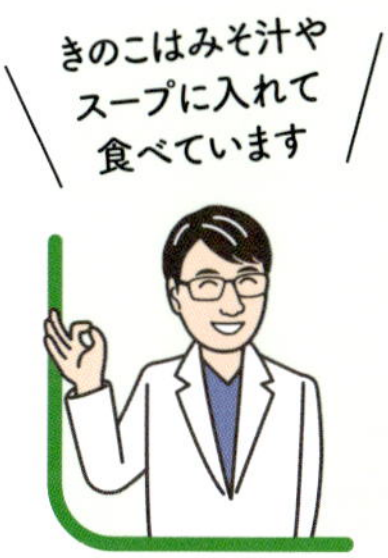
きのこはみそ汁や
スープに入れて
食べています

がんリスク下げる食材 7

脂ののった魚

魚の脂の抗炎症作用ががんのリスクを低下させる

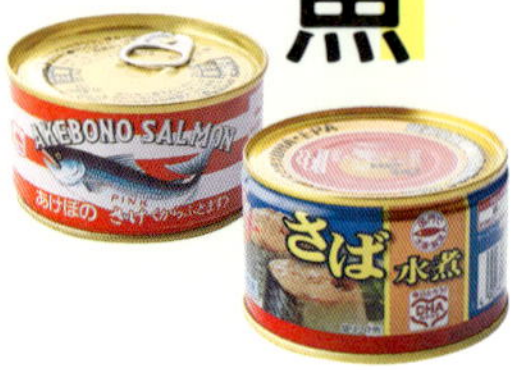

さば、いわしなどの脂ののった魚には、身体にいい脂質であるオメガ３脂肪酸が豊富です。オメガ３脂肪酸は、がんの原因や進行の要因になる炎症を抑える働きがあり、がんリスクの低下に効果的。オメガ３脂肪酸の摂取量が最も多い人は最も少ない人に比べて、乳がんのリスクが14％減少、肺がんが21％減少、膵臓がんでは30％減少したという結果も。

オメガ３脂肪酸はさばなどの青魚を中心に、まぐろのトロやホッケ、ぶりなど、脂ののった魚に多く含まれています。生魚はもちろんですが、さばやいわし、カラフトマスの缶詰にも多く含まれているので手軽に摂取可能です。

魚の缶詰は
私も大好きです

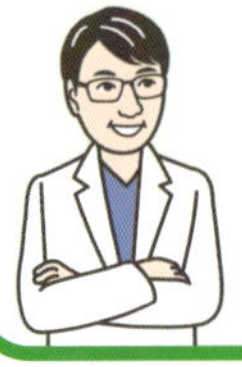

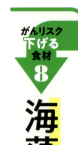

がんリスク下げる食材 8

海藻

抗がん剤などの治療薬の効果を高める働きもある！

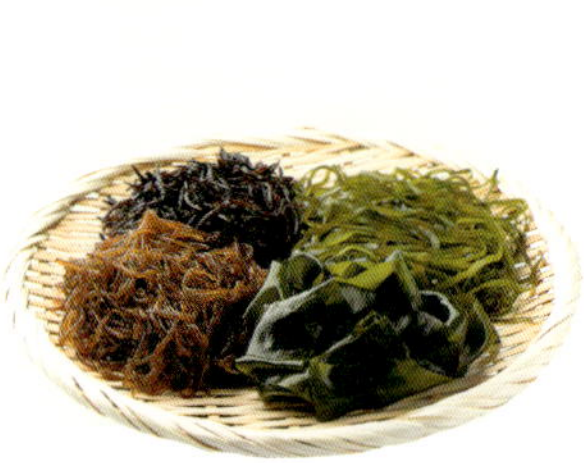

昆布やわかめ、めかぶといった海藻類に含まれるフコイダン。

コレステロールや血圧を下げるのに加え、がん細胞が増えるのを抑える抗腫瘍効果や、がんの成長に関わる血管新生を阻害する効果が。がんと戦う免疫細胞の活性を高めてもくれます。

また、抗がん剤や分子標的薬など、がんの治療薬の効果を高めるといううれしい報告も。がん治療中の人にもおすすめの抗がん食材です。

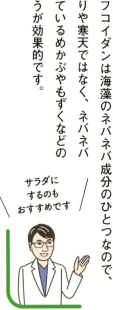

フコイダンは海藻のネバネバ成分のひとつなので、のりや寒天ではなく、ネバネバしているめかぶやもずくなどのほうが効果的です。

サラダに
するのも
おすすめです

がんリスク下げる食材 9

トマト

トマトのリコピンでがんと脳卒中を予防！

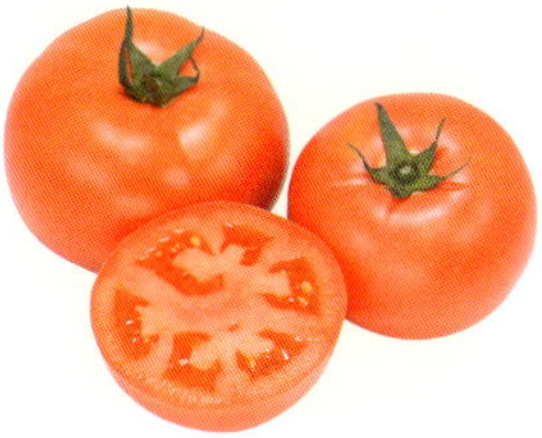

トマトに含まれるリコピンという成分には強力な抗酸化作用があり、コレステロール値の改善など、生活習慣病の予防に役立ちます。海外の研究では血液中のリコピン濃度が高い人は、脳卒中のリスクが50％以上低下したとのこと。

さらにリコピンは、がん細胞が増殖するのを抑制したり、がん細胞の成長に必要な血管新生の阻害に働きかけたりして強力ながん予防効果を備えていると考えられています。

リコピンを多く摂取する人は、前立腺がんの発症率が低く、卵巣がんの増殖や転移を抑えることも実験によって明らかになっています。

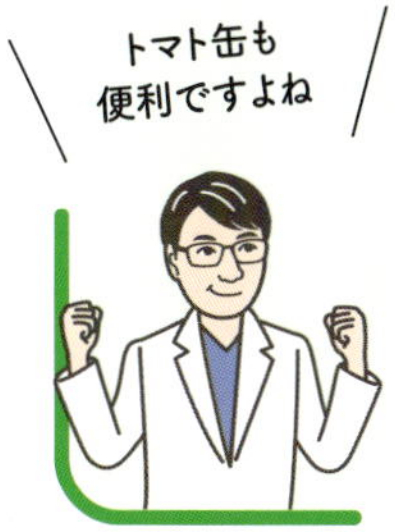
トマト缶も
便利ですよね

がんリスク下げる食材 10

にんじん

抗酸化ビタミンのβカロテンは健康長寿の強い味方

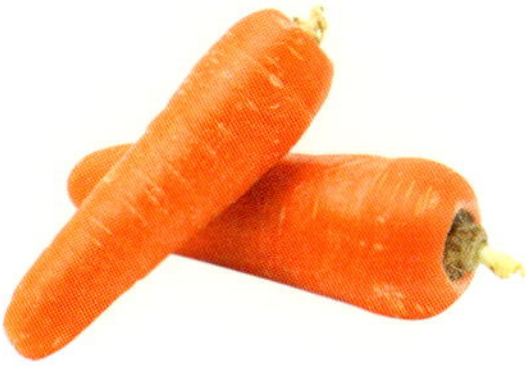

がんに効くイメージの強い、にんじん。βカロテンを多く含むにんじんは実際にさまざまながんのリスクを減らす作用が認められています。

にんじんと肺がんの関係を調べた複数の研究を解析した結果、にんじんを最も多く食べるグループは、最も少ないグループに比べて肺がんのリスクが42％も低下しました。

なお、にんじんジュースががんに効くという情報が流布していますが、野菜の中では比較的糖質が多いため大量にとるのはおすすめできず、また、ジュースにすると大事な食物繊維が取り除かれてしまうため、調理して食べるのをおすすめします。

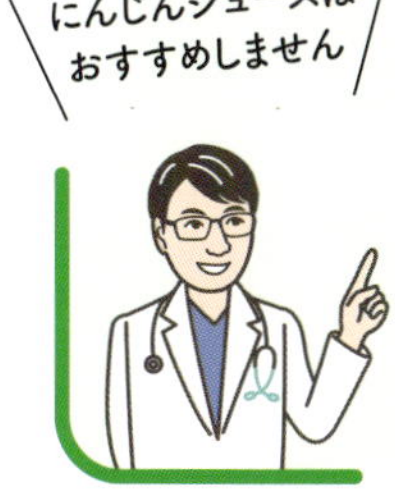
にんじんジュースは
おすすめしません

がんリスク上げる食材1

ハム、ベーコンなどの加工肉

世界保健機関が「発がん性あり」と認定している要注意食材

がんのリスクを下げる食材もあれば、がんのリスクを上げる食材もあります。たとえば、肉。じつは肉のなかには、がんのリスクを確実に上げるものがあるのです。

まずは加工肉。ベーコン、ハムなどの加工肉は、製造過程で発がん性のある亜硝酸ナトリウムなどの食品添加物が加えられています。世界保健機関の専門組織は、加工肉をタバコやアスベストなどと同じく「発がん性の十分な証拠があるグループ」に分類しています。

研究によると、加工肉は1日の摂取量が50g増えると大腸がんリスクが18%上昇することがわかっています。ごく簡単に言うと、毎朝、ハムを4枚食べていたり、ウインナーを2~3本食べていると大腸がんのリスクが2割ほど上がることになります。

また、飽和脂肪酸という脂ががんのリスクを上げるので、肉類のなかで飽和脂肪酸を特に多く含む豚バラ肉や牛カルビ、鶏肉の皮なども食べすぎ注意です。じゅわ~という肉の脂に要注意と考えてください。

主な加工肉
ハム
ベーコン
ソーセージ
サラミ
コンビーフ
ビーフジャーキー

飽和脂肪酸の多い主な食材
豚バラ肉
牛カルビ
鶏肉の皮

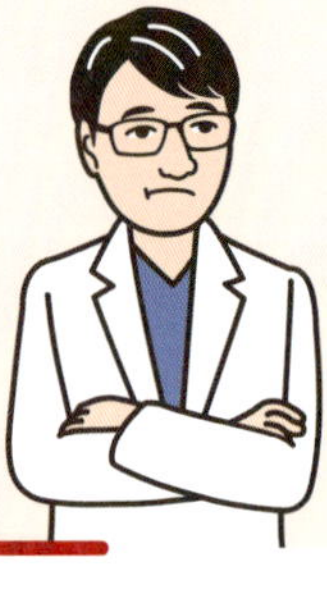

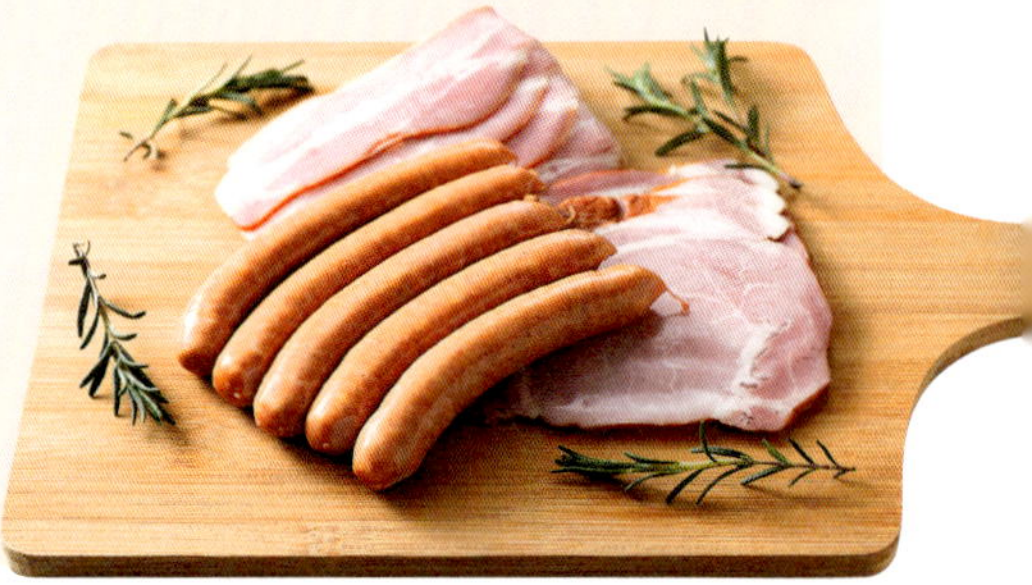

がんリスク上げる食材 2

パン、パスタなどの糖質の多い食材

血糖値が高い状態が続くとがん進行の恐れあり

次に要注意なのが、ご飯やパンなどの主食です。それらには糖質が多く含まれているため、食べると血糖値が上昇しますが、血糖値が高い状態が続くと、がんが進行する可能性が高いのです。

がん細胞にブドウ糖を与えると細胞の増殖や転移に必要な運動能力が高まり、血糖値が上昇すると分泌されるインスリンも、がんを進行させることがわかっています。実際に、多くの研究で高血糖のがん患者さんは生存率が低いことが報告されているので、血糖値の上がりすぎを防ぐことはとても大事です。

そのためには主食を控えめにするのが効果的。朝昼晩いつでもいいので、1食は主食を食べないか、食べても少しだけにする、その代わりにおかずを多めに食べるようにするのがおすすめ。また、いも類も糖質多めなので要注意です。

なお、糖尿病や膵炎、肝硬変、腎機能が低下している人は、糖質を制限すると危険な場合があるので主治医に必ず相談を。

主な主食の糖質量

パスタ（ゆで）	250g（1人前）	73.0g
食パン	120g（6枚切り2枚）	55.2g
白米	150g（茶碗1杯分）	53.4g
玄米	150g（茶碗1杯分）	51.3g
そば（ゆで）	200g（1玉）	46.2g
中華麺（ゆで）	160g（1玉）	42.2g
うどん（ゆで）	200g（1玉）	40.6g

3食のうち1食は
主食少なめがおすすめです

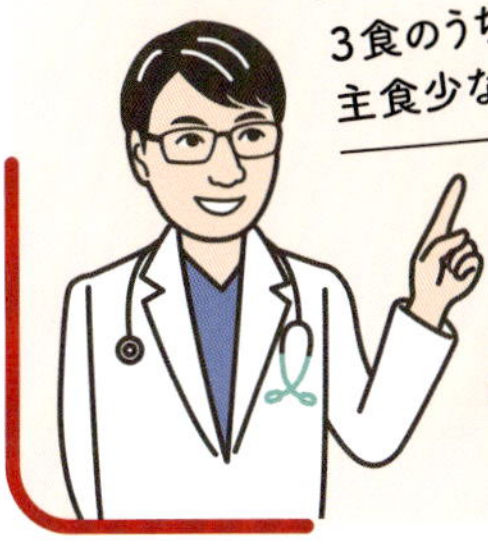

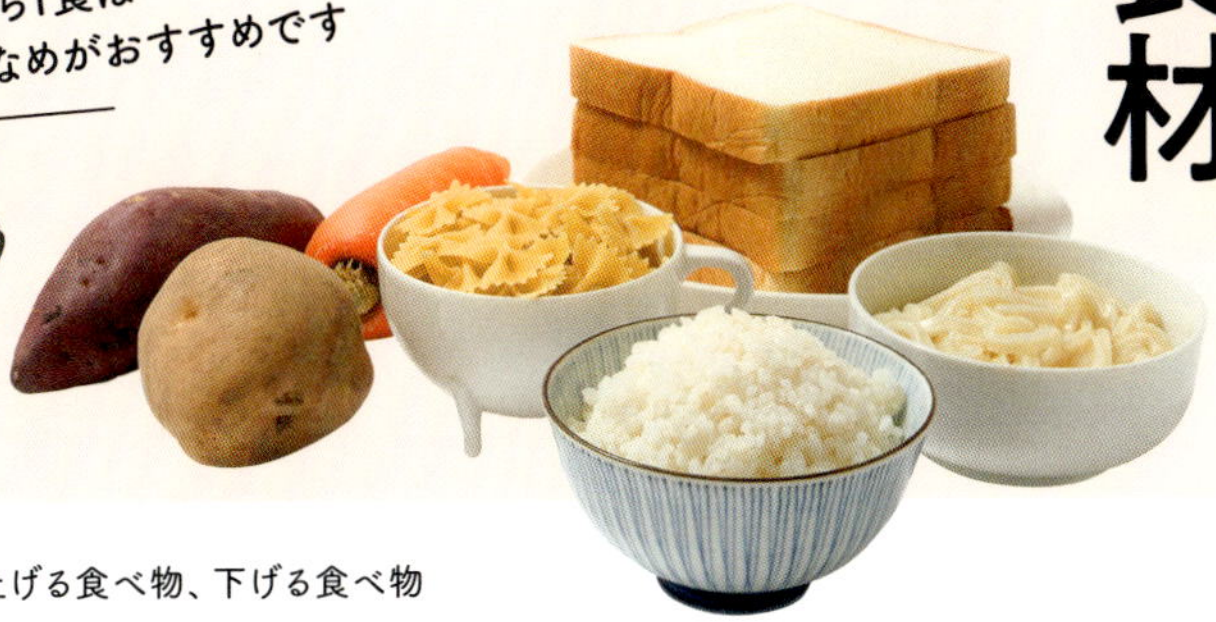

がんリスク上げる食材 3

バター、クリームなどの高脂肪乳製品

クリームがたっぷりのった甘いドリンクは飲みすぎ注意

乳製品とがんとの関係も注目されています。最新の研究では、２０００人以上の大腸がんの患者さんを調べたところ、乳製品のなかでも低脂肪タイプの摂取量が最も多いグループは最も少ないグループに比べて、再発リスクが40%低下していました。

ところが、高脂肪の乳製品で見てみると、摂取量が多いグループは、大腸がんの一種である結腸がんの再発リスクが60%増加していました。同じ乳製品でも脂肪分によって真逆の結果が出ているので、乳製品のがんリスクは脂肪分がカギを握っていると考えてよさそうです。そのため、低脂肪タイプの乳製品をおすすめします。

ただ、バターやクリーム類はどうしても高脂肪になりがち。特にコーヒーチェーン店ではホイップクリームがたくさんのった甘いデザートドリンクがとても人気だといいます。クリームを毎日のように食べすぎるとがんのリスクが確実に高まるので、ぜひ注意してください。

主な乳製品の脂肪分

バター	約80%
生クリーム	約40%
ホイップクリーム	約40%
パルメザンチーズ	約30%
プロセスチーズ	約25%
モッツアレラチーズ	約20%
牛乳	約3.8%
ヨーグルト	約3%

低脂肪タイプを上手に活用したいですね

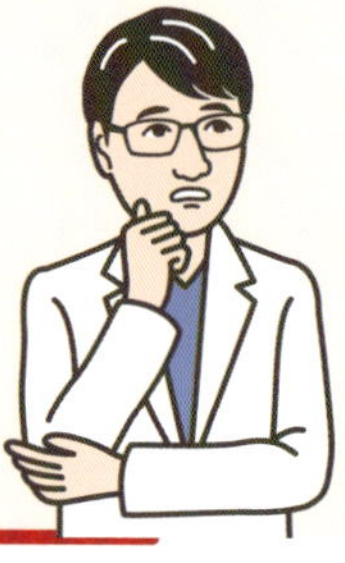

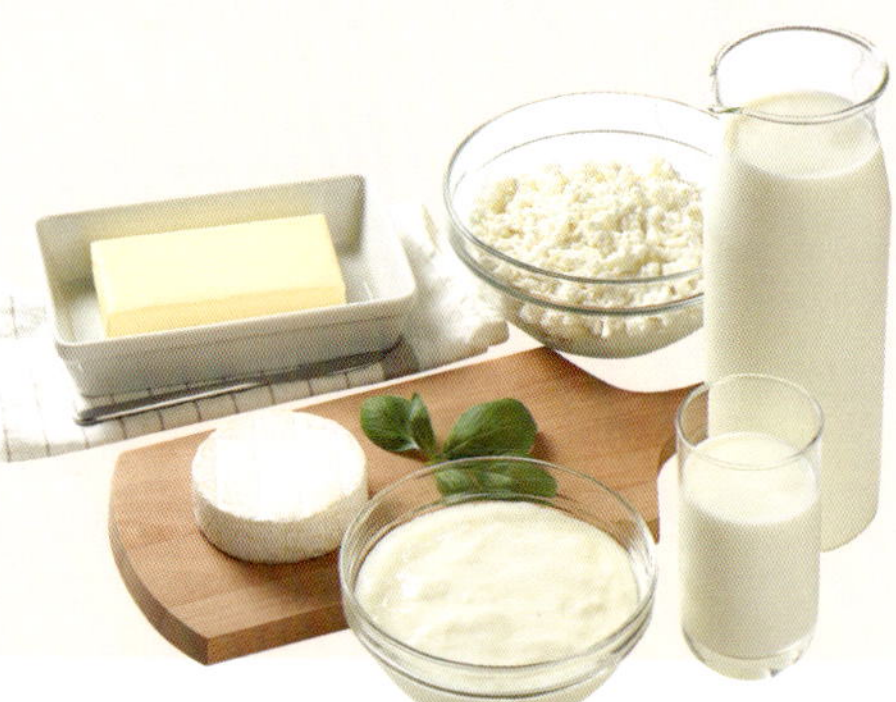

がんリスク
上げる
食材
4

スーパーなどで売っている超加工食品

カップ麺やスナックだけでなくミートボールやチキンナゲットも

加工食品というのは、味や見た目をよくする、あるいは長期間常温で保存できるようにたくさんの添加物や保存料を加えた食品のこと。そのなかでも加工の度合いが最も高いランクに入るのが、超加工食品です。コンビニやファーストフードで売っている、菓子パン、カップ麺、袋入りスナック、清涼飲料水、ハンバーガーなどがそれに当たります。

超加工食品には、糖分や塩分、飽和脂肪酸やトランス脂肪酸などの身体に悪い油、防腐剤、色素発色剤など非常に多くの添加物が入っていて、日常的に食べ続けると、心臓や血管の病気、生活習慣病や内臓脂肪の増加によってがんのリスクが高まります。フランスの10万人を対象とした研究では、超加工食品を最も多く食べるグループでは、がんの発症リスクが20％以上高くなっていました。

菓子パンやカップ麺だけでなく、ミートボールやチキンナゲット、また一部の冷凍食品も超加工食品に分類されます。できるだけ生の食材を調理することをおすすめします。

主な超加工食品

カップ麺
菓子パン
袋入りスナック
チキンナゲット
ミートボール
ハンバーガー
甘いデザート
清涼飲料水

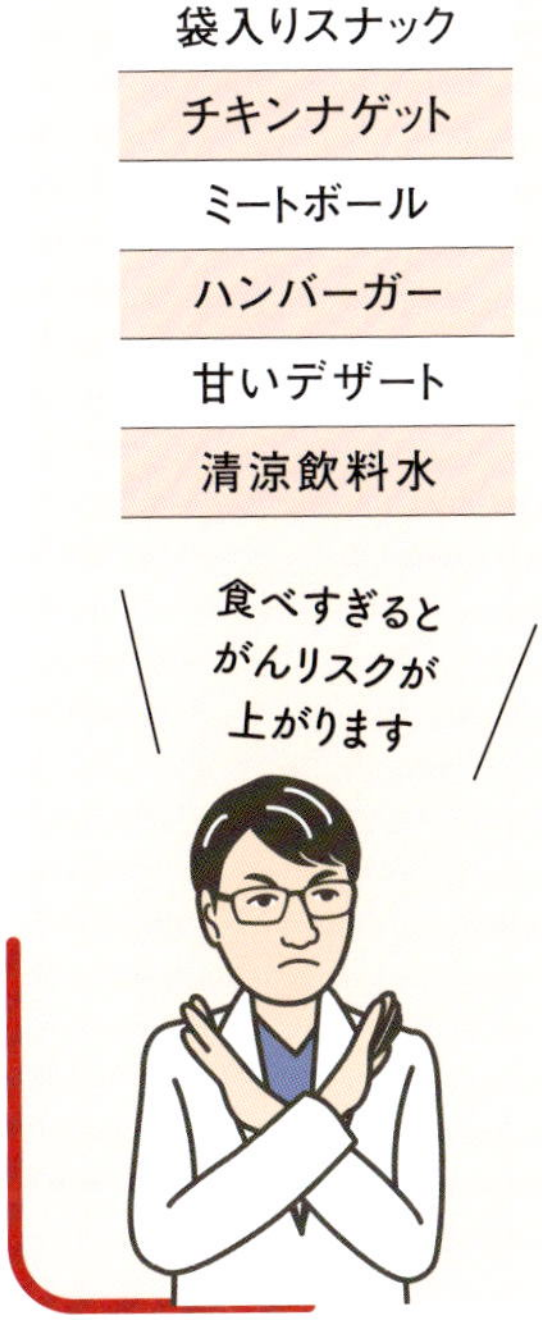

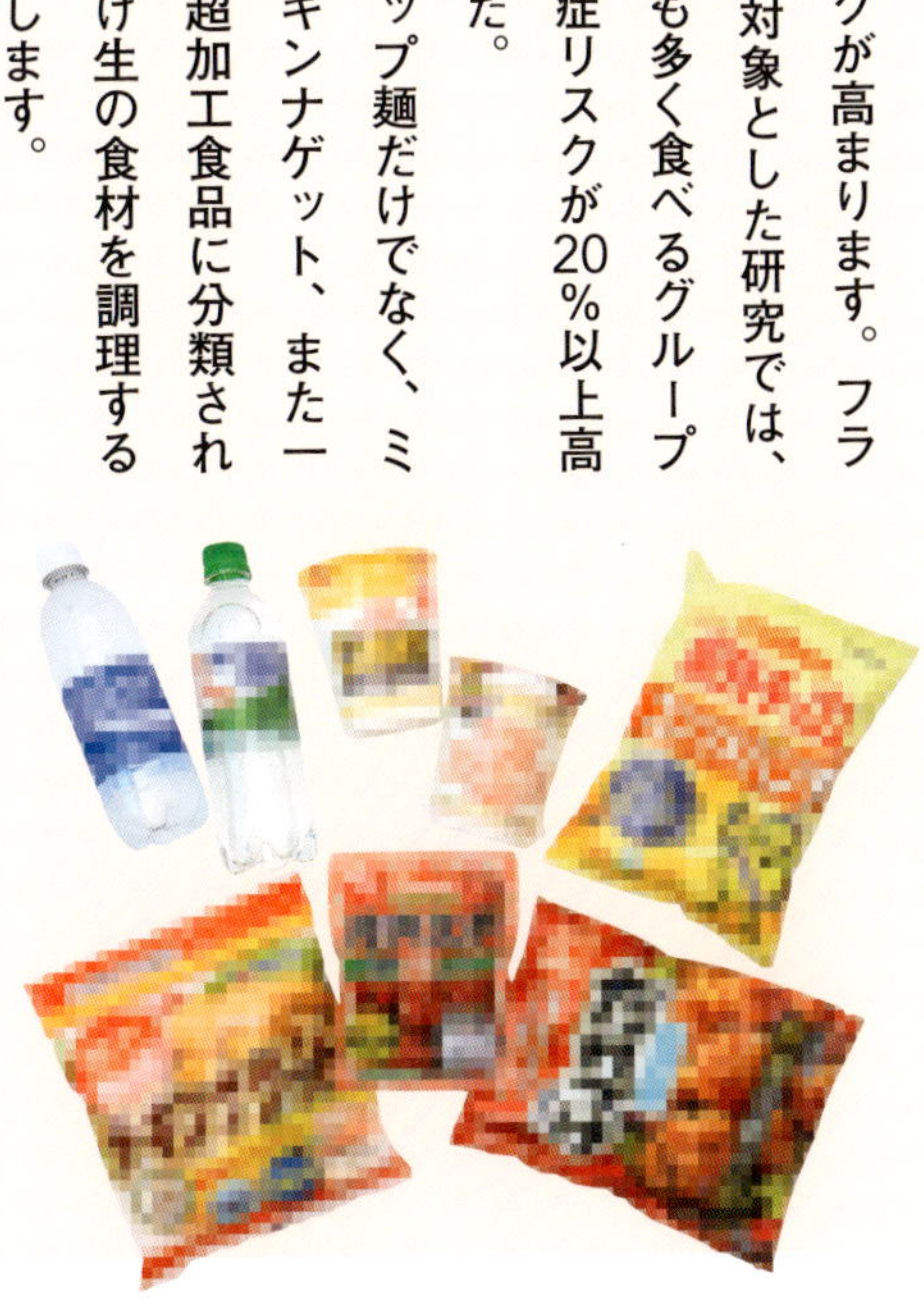

レシピの見方

次ページから抗がん食材を使った
レシピを紹介します。
レシピの見方は下を参考にしてください。

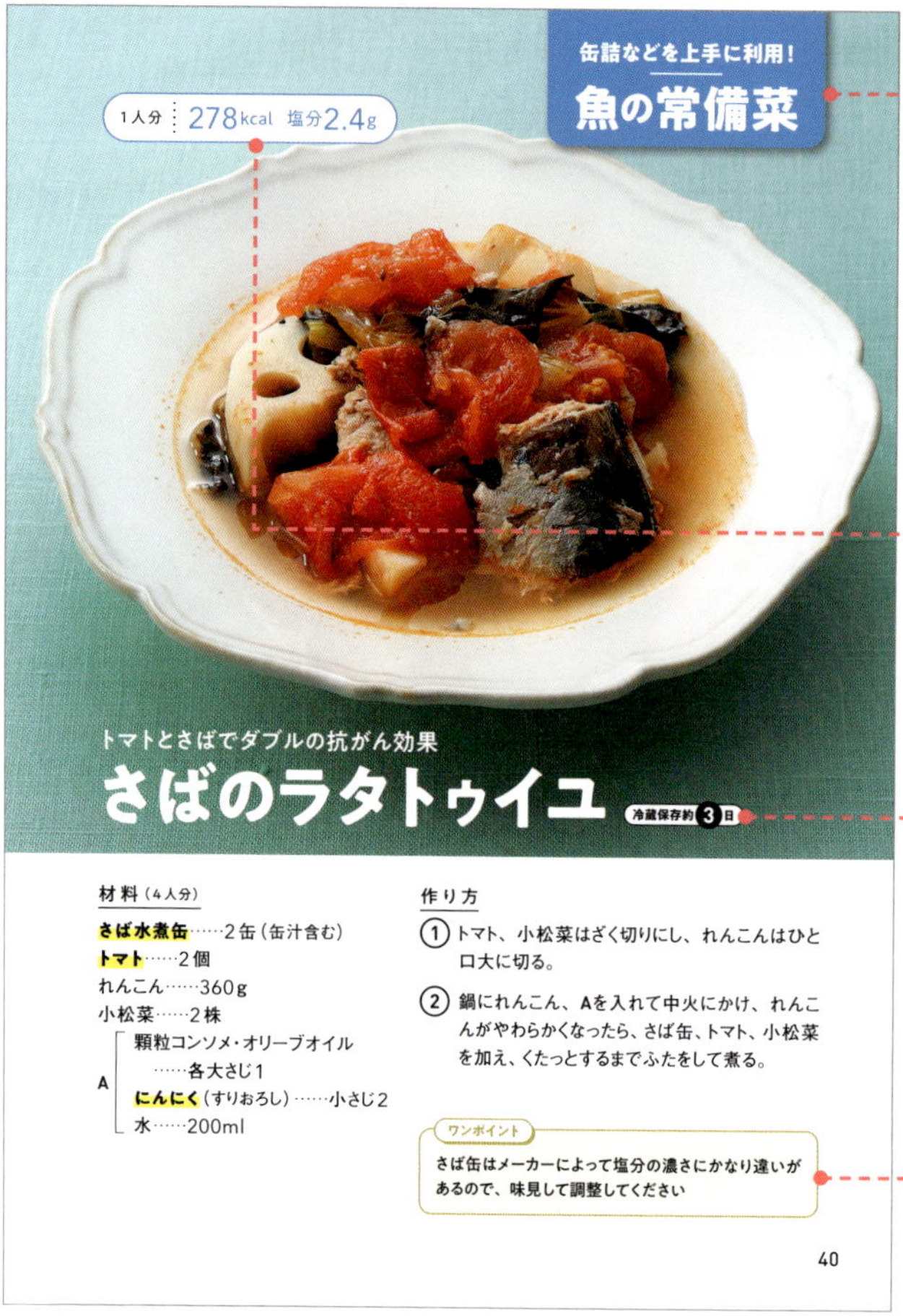
缶詰などを上手に利用！
魚の常備菜

1人分 278kcal 塩分2.4g

トマトとさばでダブルの抗がん効果
さばのラタトゥイユ
冷蔵保存約3日

材料（4人分）

さば水煮缶……2缶（缶汁含む）
トマト……2個
れんこん……360g
小松菜……2株
A 顆粒コンソメ・オリーブオイル……各大さじ1
A **にんにく**（すりおろし）……小さじ2
A 水……200ml

作り方

① トマト、小松菜はざく切りにし、れんこんはひと口大に切る。
② 鍋にれんこん、Aを入れて中火にかけ、れんこんがやわらかくなったら、さば缶、トマト、小松菜を加え、くたっとするまでふたをして煮る。

ワンポイント
さば缶はメーカーによって塩分の濃さにかなり違いがあるので、味見して調整してください

40

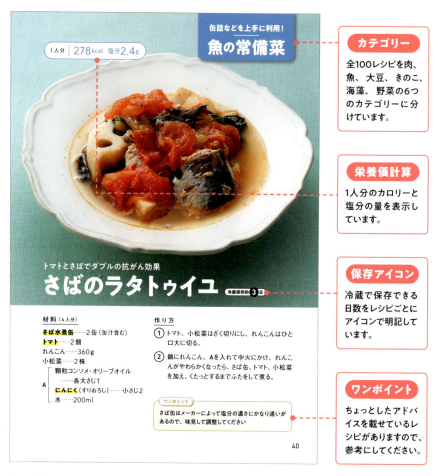

カテゴリー
全100レシピを肉、魚、大豆、きのこ、海藻、野菜の6つのカテゴリーに分けています。

栄養価計算
1人分のカロリーと塩分の量を表示しています。

保存アイコン
冷蔵で保存できる日数をレシピごとにアイコンで明記しています。

ワンポイント
ちょっとしたアドバイスを載せているレシピがありますので、参考にしてください。

〈 この本の決まり 〉

- 使用している計量カップは1カップ＝200ml、
計量スプーンは大さじ1＝15ml、小さじ1＝5mlです。1ml＝1ccです。
- 電子レンジの調理時間は600Wのものです。
500Wの場合は加熱時間を1.2倍にしてください。
- 材料の「だし汁」は、特に断りのない限り、
かつおだし、または昆布・かつおだしです。
- 野菜などの分量は、皮や種を除いた正味量です。また、洗う、皮をむく、水けをふきとるなどの基本的な下準備は済ませてからの手順になっています。

第2章

長生き常備菜レシピ100

メインおかずを作り置き！

肉の常備菜

1人分 228kcal 塩分0.8g

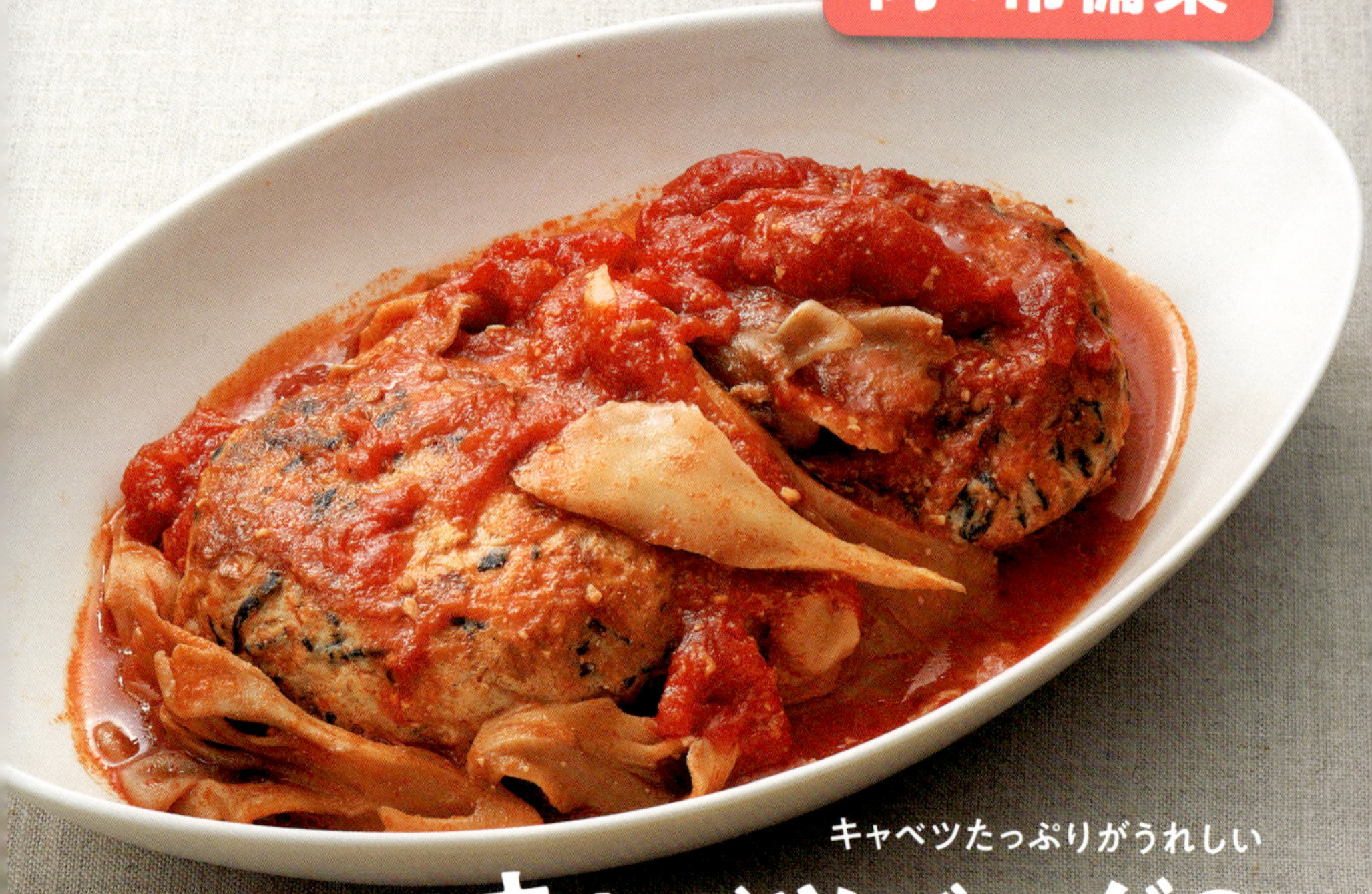

キャベツたっぷりがうれしい

キャベツバーグのトマト煮込み

冷蔵保存約3日

材料（4人分）

キャベツ……$\frac{1}{8}$個（約150g）
鶏ひき肉……400g
ひじき（乾燥）……大さじ2
A ┌ 塩・こしょう・
　 └ **にんにく**（すりおろし）……各適量
B ┌ **トマト水煮缶**……1缶（400g）
　 │ みそ……大さじ1
　 └ 水……200ml
まいたけ（食べやすい大きさに裂く）
……100g
オリーブオイル……適量

作り方

① キャベツはざく切りにする。ひじきは水でもどし、水けをきる。

② ボウルに①、ひき肉、Aを合わせ、よくこねて4等分にし、丸めて成形する。

③ フライパンにオリーブオイルを熱し、②を入れて中火で両面に焼き色がつくまで焼き、B、まいたけを加え、ふたをして10分ほど煮る。

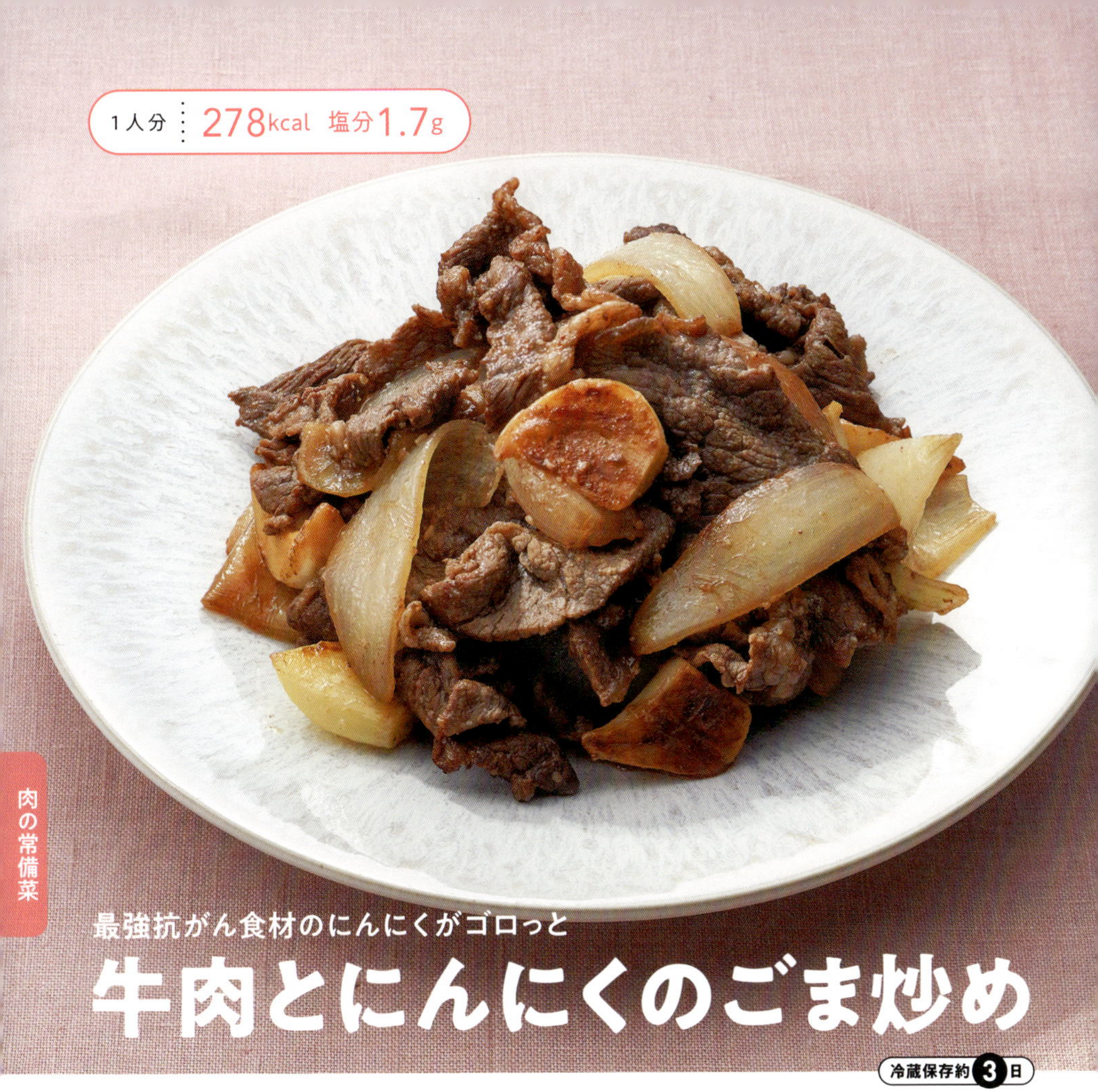

1人分　278kcal　塩分1.7g

肉の常備菜

最強抗がん食材のにんにくがゴロっと

牛肉とにんにくのごま炒め

冷蔵保存約3日

材料（4人分）

牛こま切れ肉……400g
玉ねぎ……1個
にんにく……10片
A［オイスターソース……大さじ3
　 白すりごま……大さじ2
　 酒・みりん……各大さじ1
ごま油……適量

作り方

① 玉ねぎはくし形切りにし、にんにくは半分に切って芯をとる。

② フライパンにごま油を熱し、牛肉を入れて中火で少し赤いところが残る程度に炒め、①を加えて玉ねぎがしんなりするまで炒め、Aを加えてからめる。

1人分　388kcal　塩分2.2g

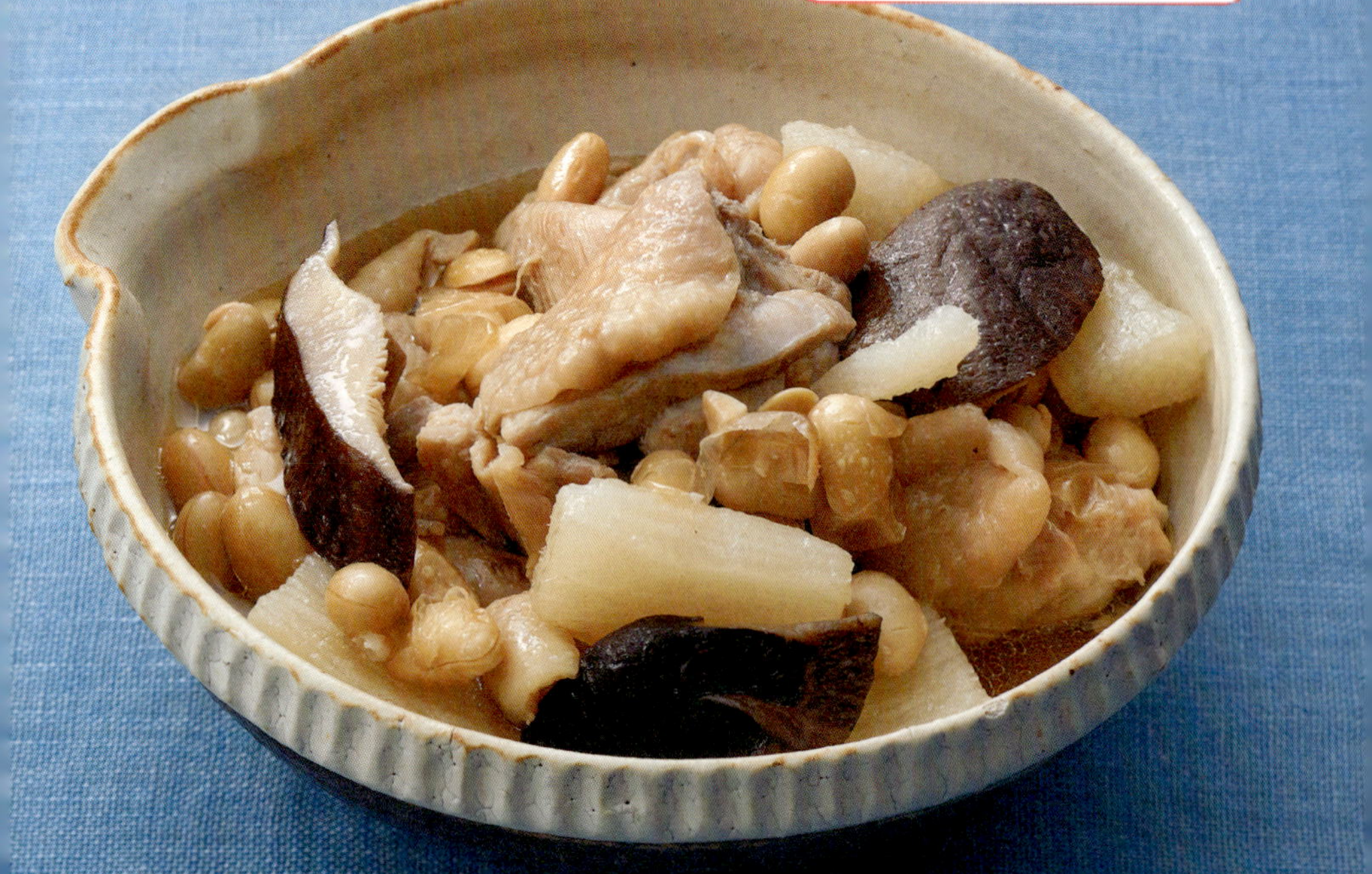

ご飯のおかずにぴったり

鶏肉と大豆のめんつゆ煮

冷蔵保存約3日

材料（4人分）

鶏もも肉……2枚（600g）
大豆（水煮）……150g
干ししいたけ……4枚
長いも……6cm
A［めんつゆ（2倍濃縮）……100ml
　干ししいたけのもどし汁……100ml
ごま油……適量

作り方

1. 干ししいたけは水でもどし、水けをきってひと口大に切る（もどし汁100mlはとっておく）。鶏肉、長いもはひと口大に切る。
2. 鍋にごま油を熱し、①、大豆を入れ、中火で全体に油が回るまで炒め、Aを加えて材料に火が通るまで煮る。

調理油について

左ページをはじめ、多くのレシピに「お好みの油」と記載しています。
サラダ油、なたね油、べにばな油、こめ油など、お好みの油をお使いください。
調理油についてはP110~111もお読みください

1人分　132kcal　塩分0.7g

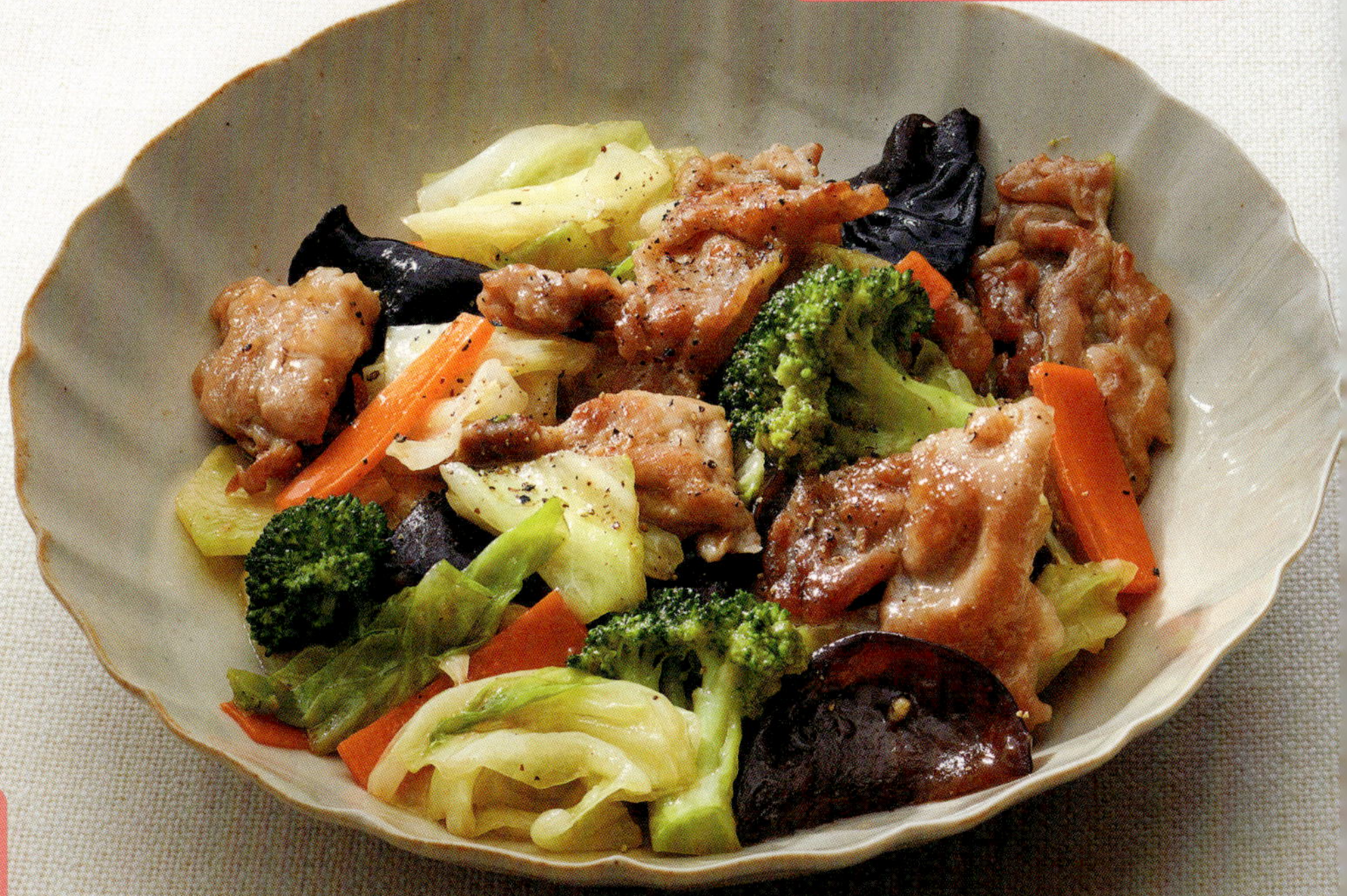

炒め物も作り置きして問題なし

五目炒め

冷蔵保存約3日

材料（4人分）

豚薄切り肉……150g
片栗粉……大さじ1
きくらげ（乾燥）……6個
キャベツ……1/6個（200g）
にんじん……1/4本
ブロッコリー……1/6株
しょうが（みじん切り）……大さじ1/2
酒……大さじ1/2
オイスターソース……大さじ2/3
塩・粗びき黒こしょう……各適量
お好みの油……大さじ1
ごま油……少々

作り方

1. 豚肉は塩少々をふり、片栗粉をまぶす。きくらげは水でもどす。
2. きくらげ、キャベツはひと口大に切り、にんじんは短冊切りにする。ブロッコリーは小さめの小房に分ける。
3. 大きめのフライパンに1.2Lの湯を沸かし、大さじ1と1/3の塩、②を入れてサッとゆで、湯をきる。
4. ③のフライパンの水けをふき、油、しょうがを入れて弱火にかけ、香りが立ったら火を強め、豚肉を加えて表面を焼き、酒をふって③を加え、サッと炒める。
5. 水50ml、塩小さじ1/2、オイスターソースを加えて煮立たせ、とろみがついたら火を止める。食べるときにごま油をかけ、黒こしょうをふる。

1人分 276kcal 塩分1.5g

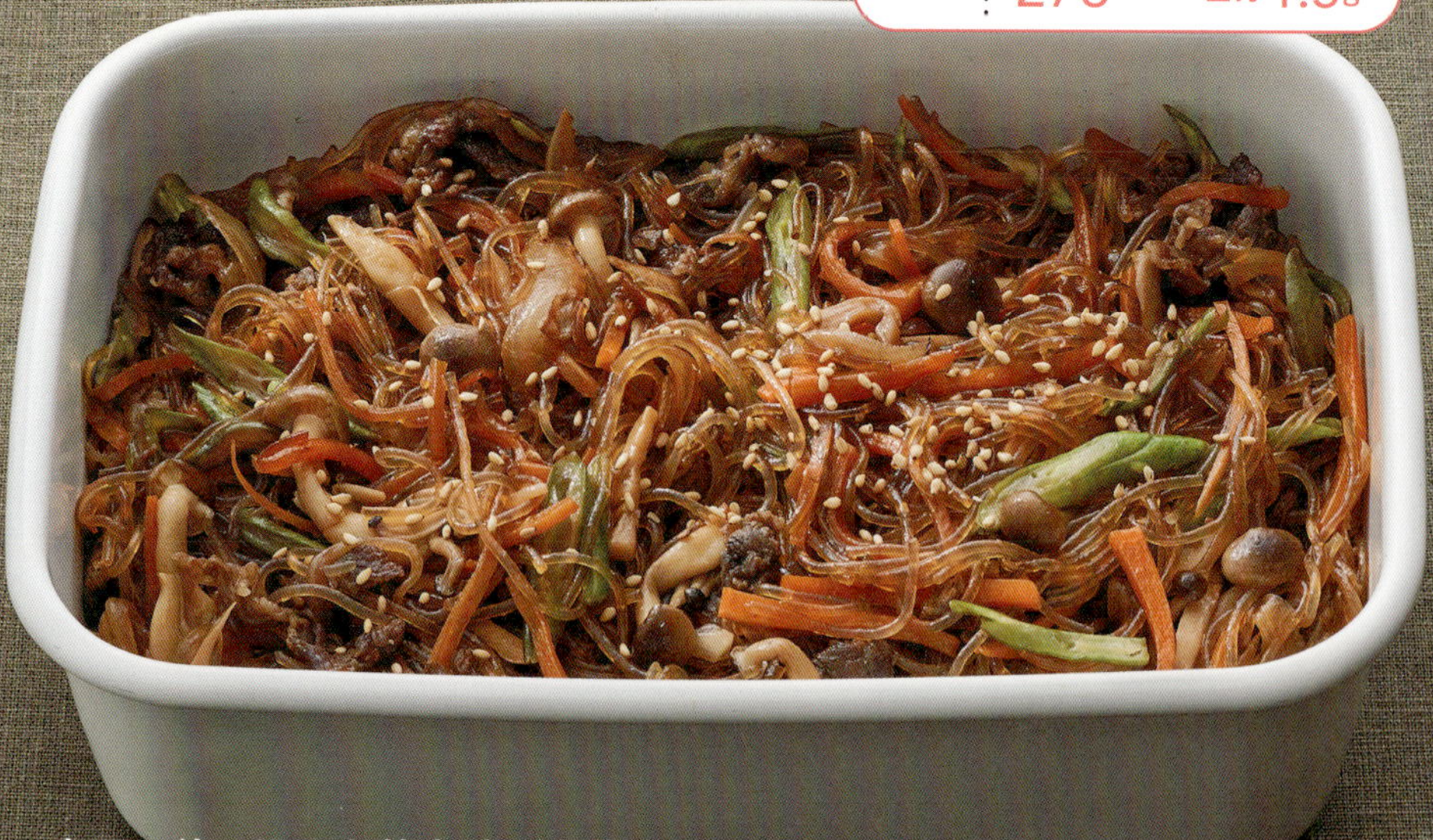

春雨に染み込んだ甘辛味が最高

牛肉とにんじんのチャプチェ

冷蔵保存約3日

材料（4人分）

牛薄切り肉……200g
玉ねぎ……1/2個
にんじん……1/2本
いんげん……2本
しめじ……100g
緑豆春雨（乾燥）……80g
A
- 砂糖・しょうゆ・酒……各大さじ1
- **にんにく**（すりおろし）……小さじ1

B
- 砂糖・しょうゆ……各大さじ2
- 酒・オイスターソース……各大さじ1
- 水……150ml

ごま油……大さじ1
白いりごま……適量

作り方

1. ボウルに牛肉とAを合わせ、よくなじませる。玉ねぎは薄切り、にんじんはせん切り、いんげんは斜め薄切りにする。しめじは石づきを落としてほぐす。春雨は袋の表示通りにゆで、ざるに上げる。
2. フライパンに玉ねぎ、にんじんを敷き詰め、牛肉、しめじをのせ、ふたをして5分ほど中火で蒸し焼きにする。
3. いんげん、春雨、Bを加え、春雨をほぐしながら汁けがなくなるまで炒め煮にする。火を止め、ごま油を全体に回しかけ、白ごまをふる。

きのこミートソース

きのこをたっぷり使ってヘルシーに

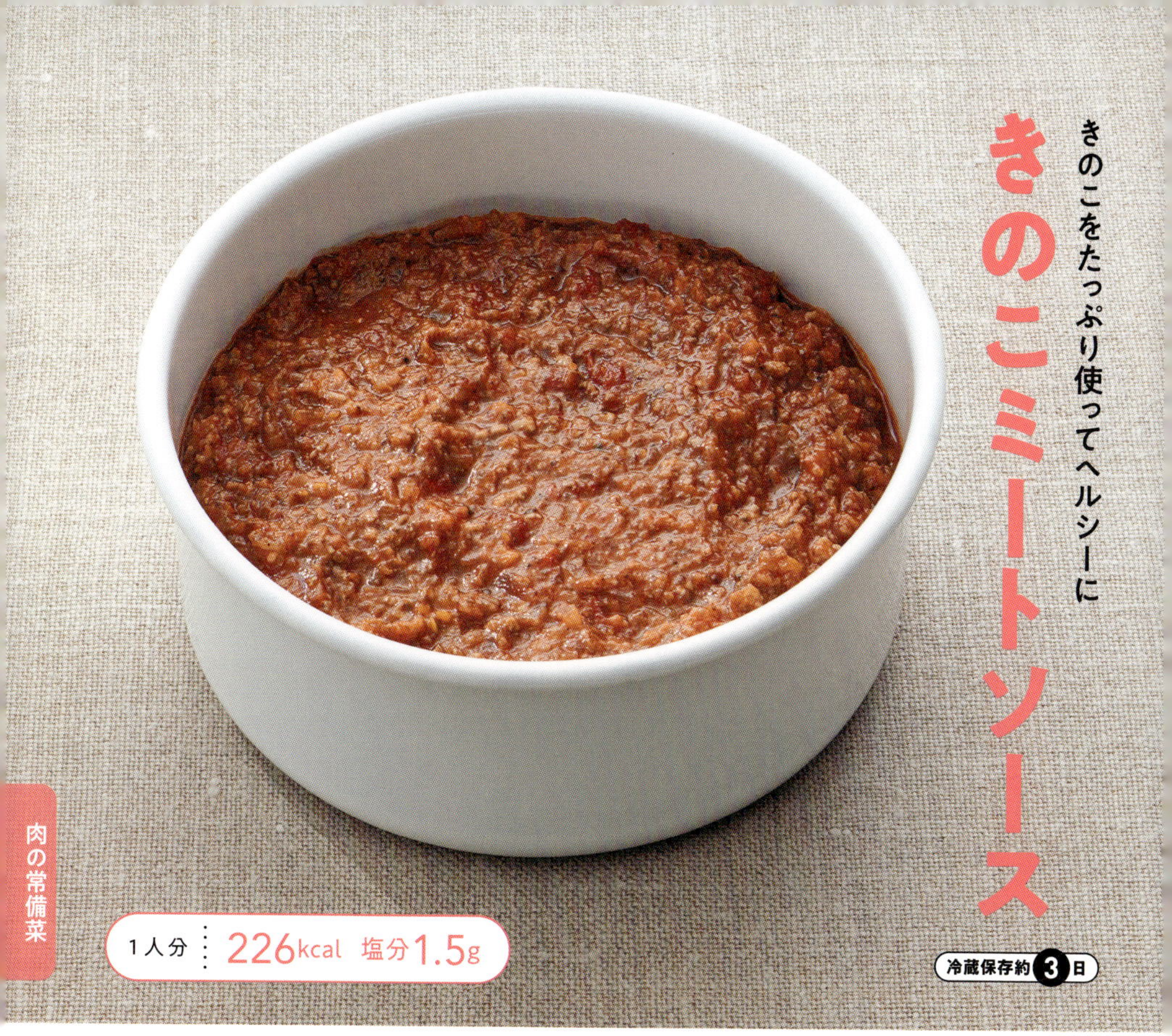

1人分　226kcal　塩分1.5g

冷蔵保存約3日

材料（4人分）

合いびき肉……150g

A
- **きのこ**（マッシュルーム、しめじ）……合わせて200g
- **玉ねぎ**……1個
- **にんじん**……$\frac{2}{3}$本
- **にんにく**……1片

赤ワイン（酒でも可）……大さじ2

B
- **トマト水煮缶**……1缶（400g）
- ウスターソース・トマトケチャップ……各大さじ2
- みそ……大さじ$\frac{1}{2}$

小麦粉……大さじ1

バター……10g

塩・粗びき黒こしょう……各適量

オリーブオイル……大さじ1

作り方

1. Aはすべてみじん切りにする（フードプロセッサーで細かくしてもOK）。
2. フライパンにオリーブオイル、①、塩ひとつまみを入れ、中弱火で炒める。しんなりしたらひき肉を加えて火を強め、肉の色が変わるまで炒める。
3. 赤ワインを加え、ひと煮立ちしたらBを加えて煮詰め、火を止める。小麦粉とバターを加えて混ぜ、塩適量、黒こしょうで味をととのえる。

これさえあれば
パスタも超手軽！
ミートソースパスタ

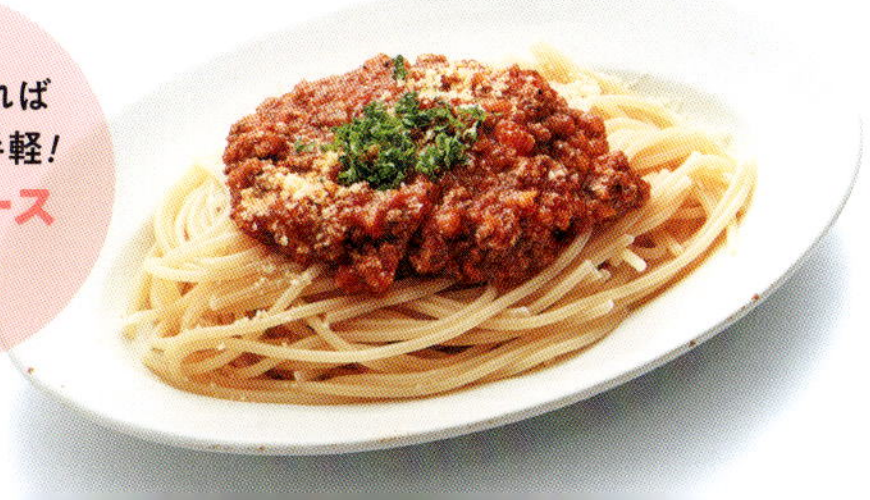

鶏肉とトマトを使ったイタリアの田舎煮込み

カチャトーラ

冷蔵保存約3日

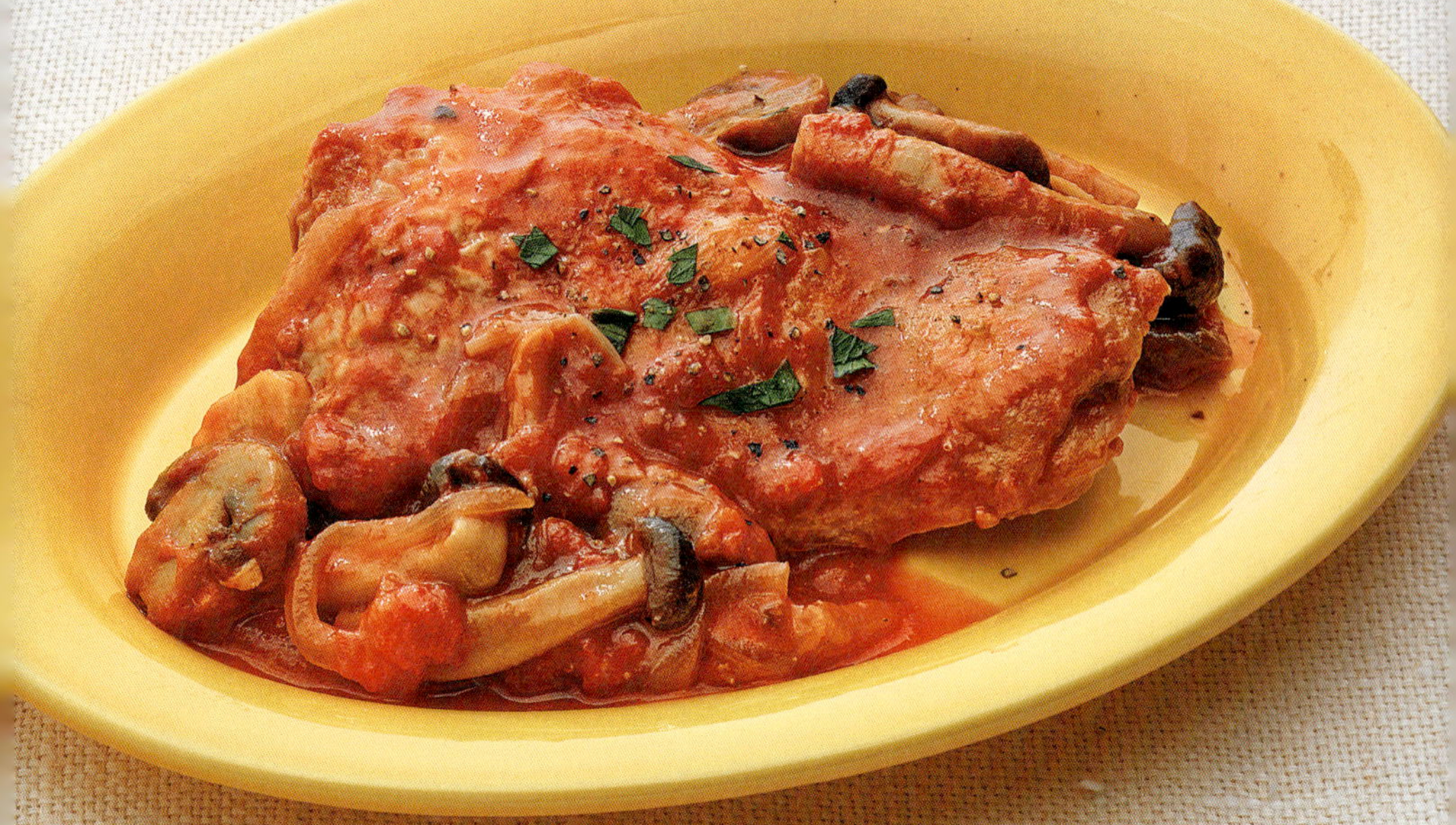

1人分　392kcal　塩分0.6g

材料（4人分）

鶏もも肉……2枚（600g）
玉ねぎ……1個
にんにく……2片
きのこ（マッシュルーム、しめじ）
　……合わせて200g
白ワイン……大さじ2
トマト水煮缶……1缶（400g）
みりん……大さじ$\frac{1}{2}$
バター……10g
塩・粗びき黒こしょう……各適量
オリーブオイル……大さじ1
イタリアンパセリ（粗みじん切り）
　……適量

作り方

1. 鶏肉は半分に切り、塩少々をふる。玉ねぎ、にんにくは薄切りにする。マッシュルームは1cm幅に切り、しめじは石づきを落としてほぐす。
2. フッ素樹脂加工のフライパンに鶏肉の皮目を下にして入れ、出てきた脂をふきとりながら、両面に焼き色がついてカリッとするまで中弱火で焼き、取り出す。
3. ②のフライパンの脂をふき、オリーブオイル、玉ねぎ、にんにく、きのこ、塩少々を入れて中弱火で炒める。
4. 玉ねぎがしんなりしたら鶏肉をもどし入れ、白ワインを加え、ひと煮立ちしたらトマト缶、塩小さじ$\frac{1}{3}$、みりんを加え、ふたをしてときどき混ぜながら弱火で煮る。バターを加えて火を止め、塩適量、黒こしょうで味をととのえる。
5. 器に盛り、パセリを散らす。

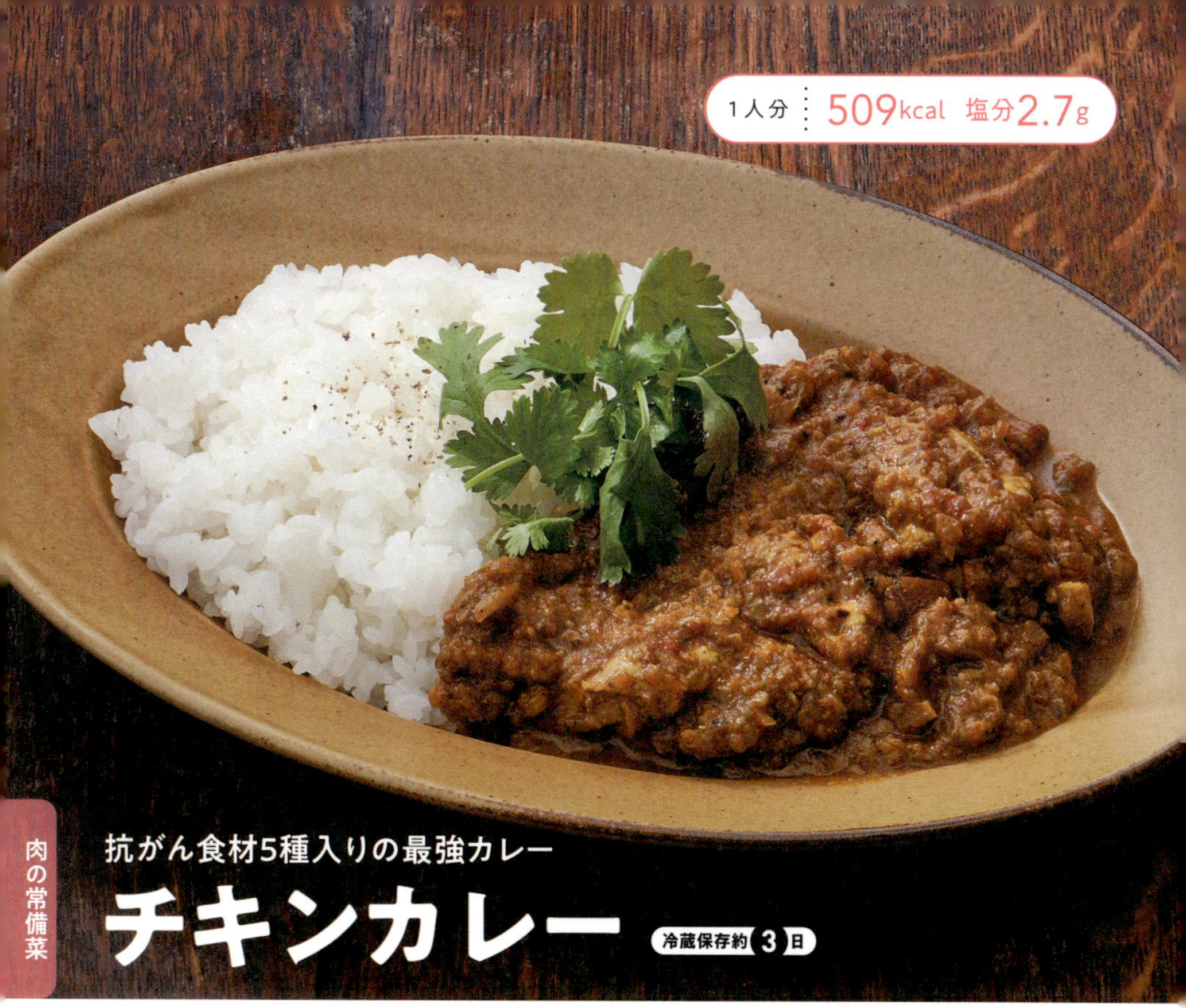

1人分　509kcal　塩分2.7g

抗がん食材5種入りの最強カレー

チキンカレー

冷蔵保存約3日

材料（4人分）

鶏もも肉（皮なし）……400g
プレーンヨーグルト（無糖）……100g

A
- **玉ねぎ**……1個
- **にんじん**……$\frac{1}{2}$本
- **マッシュルーム**（しめじでも可）……100g
- **にんにく**……1片
- しょうが……1かけ

カレー粉……大さじ2
トマト水煮缶……1缶（400g）

B
- ウスターソース……大さじ1と$\frac{1}{2}$
- みそ……大さじ$\frac{1}{2}$
- 塩……小さじ1
- 水……200ml

バター……10g
塩・こしょう・ガラムマサラ……各適量
お好みの油……大さじ1
ご飯……1杯（180g）

作り方

1. 鶏肉はひと口大に切り、ヨーグルトをもみ込み30分以上おく。Aはすべてみじん切りにする（フードプロセッサーで細かくしてもOK）。
2. 鍋に油、A、塩少々を入れ、しんなりするまで中弱火で炒める。カレー粉を加えてひと混ぜし、トマト缶を加えてなじませる。
3. B、鶏肉をヨーグルトごと加え、ふたをしてときどき混ぜながら10～15分煮る。バターを加え、塩適量、こしょう、ガラムマサラで味をととのえる。
4. 器にご飯を盛り、③をかけ、お好みでパクチー（分量外）をのせる。

1人分 128kcal 塩分1.2g

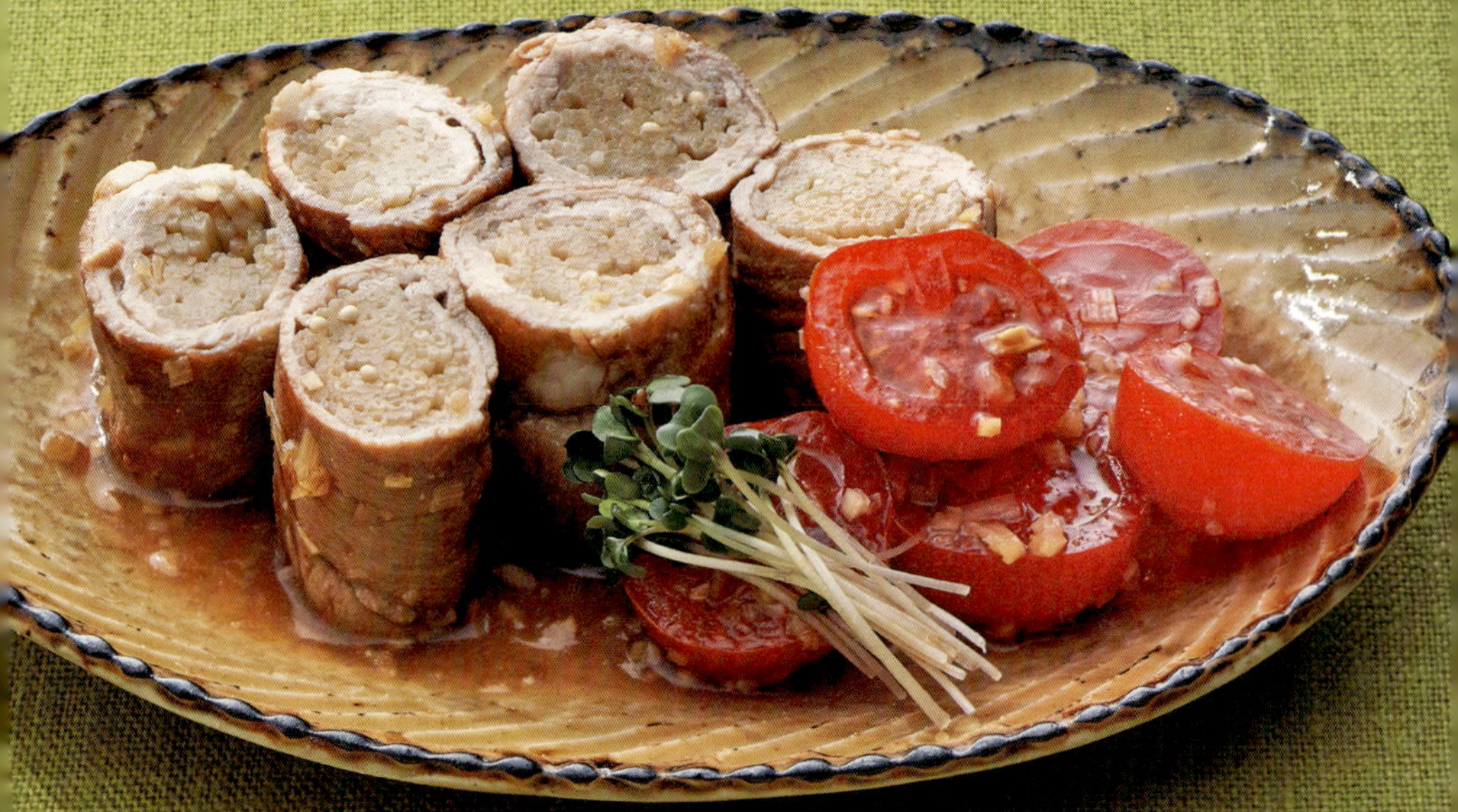

トマトの酸味が味を引き立てる

えのきの豚巻きポン酢煮

冷蔵保存約3日

材料（4人分）

豚ロース薄切り肉……6枚
小麦粉……適量
えのきだけ……240g
ミニトマト……8個
長ねぎ……10cm

A
- ポン酢……50ml
- 酒……大さじ2
- めんつゆ（3倍濃縮）……大さじ1
- 水……120ml

お好みの油……適量
しょうが（みじん切り）……小さじ1
ブロッコリースプラウト（あれば）……適量

作り方

① えのきは石づきを落とす。ミニトマトは半分に切り、長ねぎはみじん切りにする。

② 豚肉は1枚ずつ広げて小麦粉を薄くまぶす。手前に等分したえのきをのせ、向こう側に巻いて、しっかりとえのきを覆う。巻き終わったら軽く握る。

③ 鍋に油を熱し、②の巻き終わりを下にして入れ、中火で全体に焼き色をつける。A、しょうがを加え、中弱火で8分ほど煮て火を止め、ミニトマト、長ねぎを加える。

④ 食べやすい大きさに切って器に盛り、あればブロッコリースプラウトを添える。

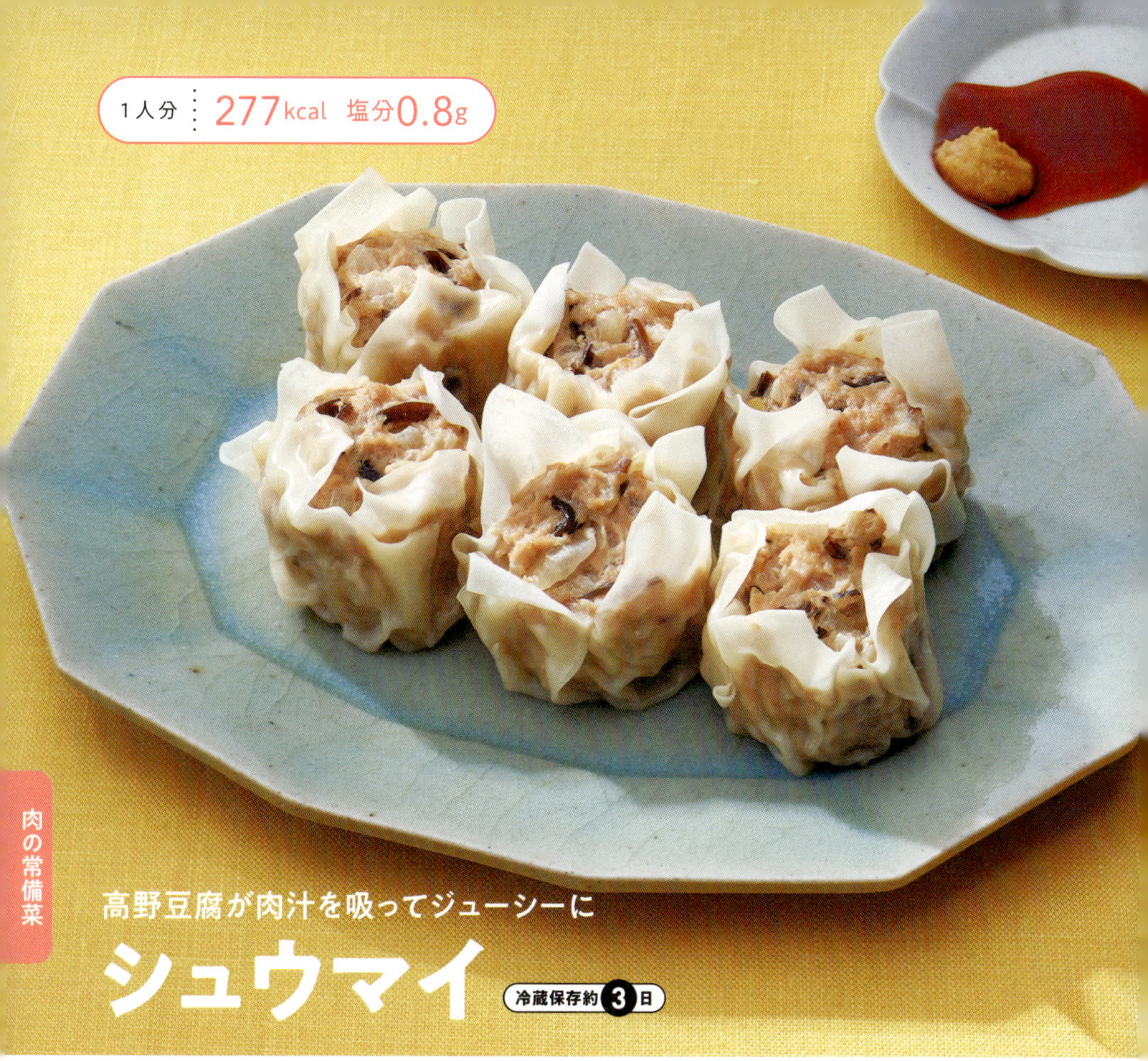

1人分　277kcal　塩分0.8g

高野豆腐が肉汁を吸ってジューシーに

シュウマイ

冷蔵保存約3日

材料（4人分）

豚ひき肉……200g
玉ねぎ……1/2個
きくらげ（乾燥）……5個
高野豆腐……1/2個
A
- しょうゆ・オイスターソース・酒・ごま油……各大さじ1/2
- しょうが（すりおろし）・砂糖……各小さじ1
- 塩・こしょう……各少々

片栗粉……大さじ1
シュウマイの皮……15～20枚
練りがらし・しょうゆ……各適量

作り方

① 玉ねぎはみじん切りにする。きくらげは水でもどし、2～3cm長さのせん切りにする。高野豆腐はすりおろす。

② ボウルにひき肉、きくらげ、高野豆腐、Aを入れてよく混ぜる。

③ 玉ねぎに片栗粉をまぶし、②に加えて混ぜ、等分してシュウマイの皮で包む。蒸気の上がった蒸し器に並べ、10分蒸す。

④ 器に盛り、からし、しょうゆを添える。

1人分　228kcal　塩分1.9g

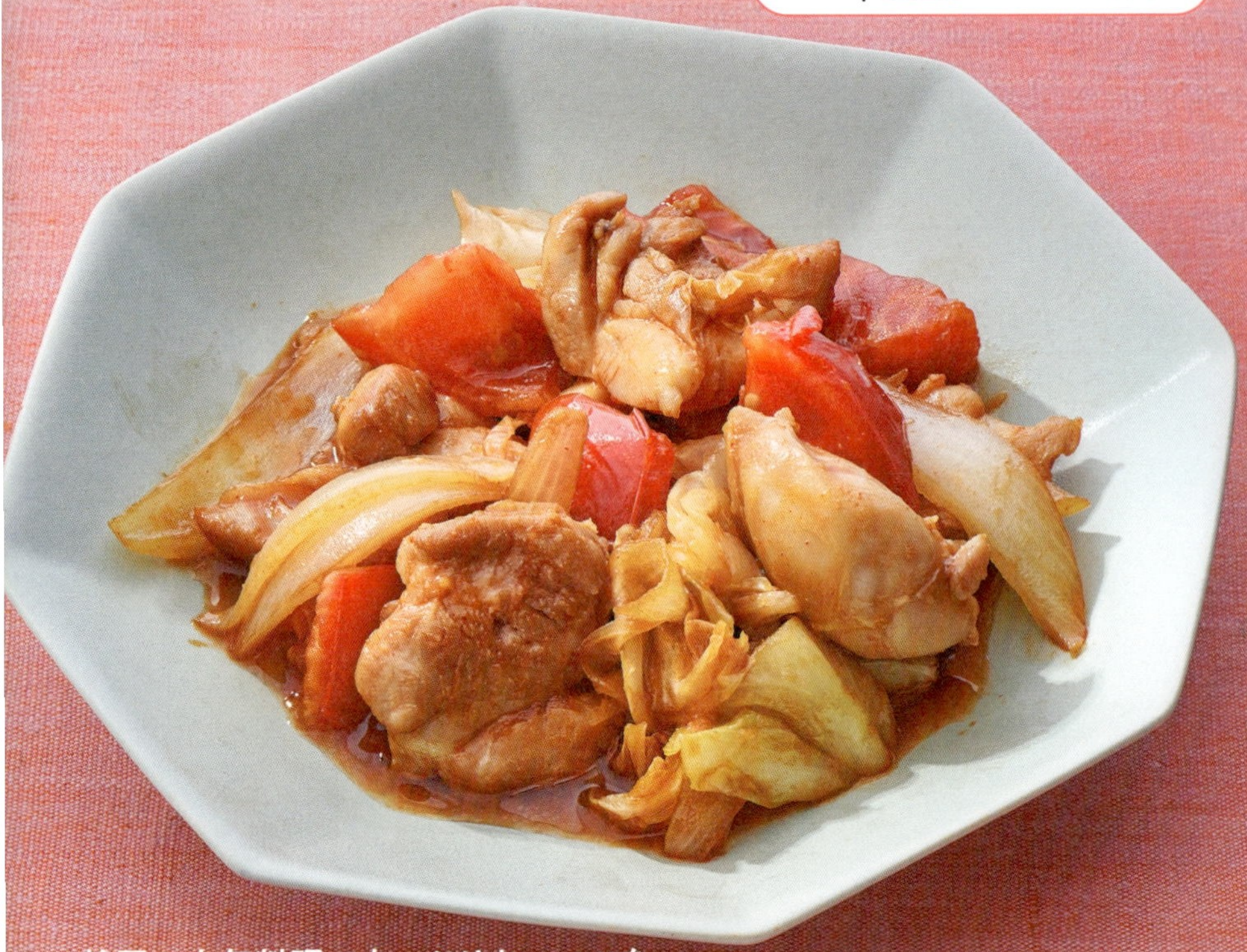

韓国の人気料理でたっぷりキャベツを

タッカルビ

冷蔵保存約3日

材料（4人分）

鶏むね肉……400g
キャベツ……$\frac{1}{6}$個（約200g）
玉ねぎ……小1個
トマト……1個
A
- コチュジャン……大さじ2
- しょうゆ・酒……各大さじ1と$\frac{1}{2}$
- 砂糖……大さじ$\frac{1}{2}$
- しょうが・**にんにく**（いずれもすりおろし）……各小さじ$\frac{1}{2}$

ごま油……大さじ1

作り方

① 鶏肉は皮を取り除き、ひと口大に切ってAをもみ込む。キャベツはひと口大に切り、玉ねぎはくし形切りにし、トマトは大きめのひと口大に切る。

② フライパンにごま油をひき、キャベツ、玉ねぎを敷き詰めて鶏肉をのせる。中弱火にかけ、ふたをして5分ほどしてから全体を混ぜ合わせる。トマトを加え、鶏肉に火が通るまで3〜4分炒める。

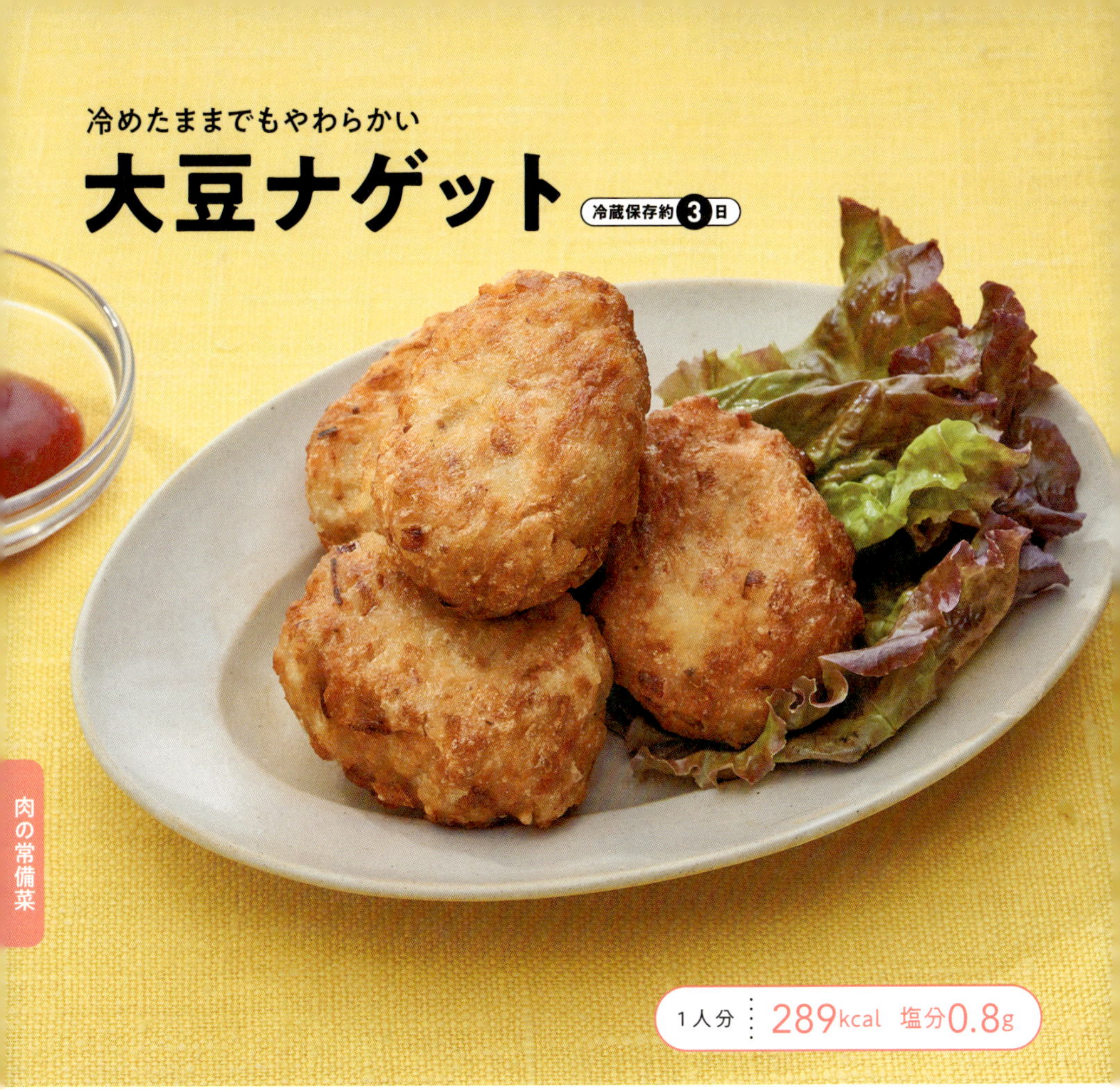

冷めたままでもやわらかい

大豆ナゲット

冷蔵保存約3日

1人分　289kcal　塩分0.8g

材料（4人分）

大豆（水煮）……200g
鶏ひき肉……200g
玉ねぎ……$\frac{1}{4}$個

A
- 片栗粉……大さじ3
- マヨネーズ……大さじ1
- 顆粒鶏ガラスープの素……小さじ1
- **にんにく**（すりおろし）……小さじ$\frac{1}{2}$
- こしょう……少々

バッター液
- 小麦粉……大さじ3
- 水……大さじ2

お好みの油……大さじ4
サニーレタス・トマトケチャップ……各適量

作り方

① ボウルに大豆を入れ、マッシャーなどですりつぶす。玉ねぎはみじん切りにする。

② ①に、ひき肉、Aを入れてよく混ぜて16等分にし、小判型に成形し、片栗粉適量（分量外）をまぶす。

③ フライパンに油を熱し、バッター液にくぐらせた②を入れ、中火で両面がきつね色になるまで揚げ焼きにし、油をきる。

④ 器にレタスを敷き、③をのせ、ケチャップを添える。

1人分　278kcal　塩分2.4g

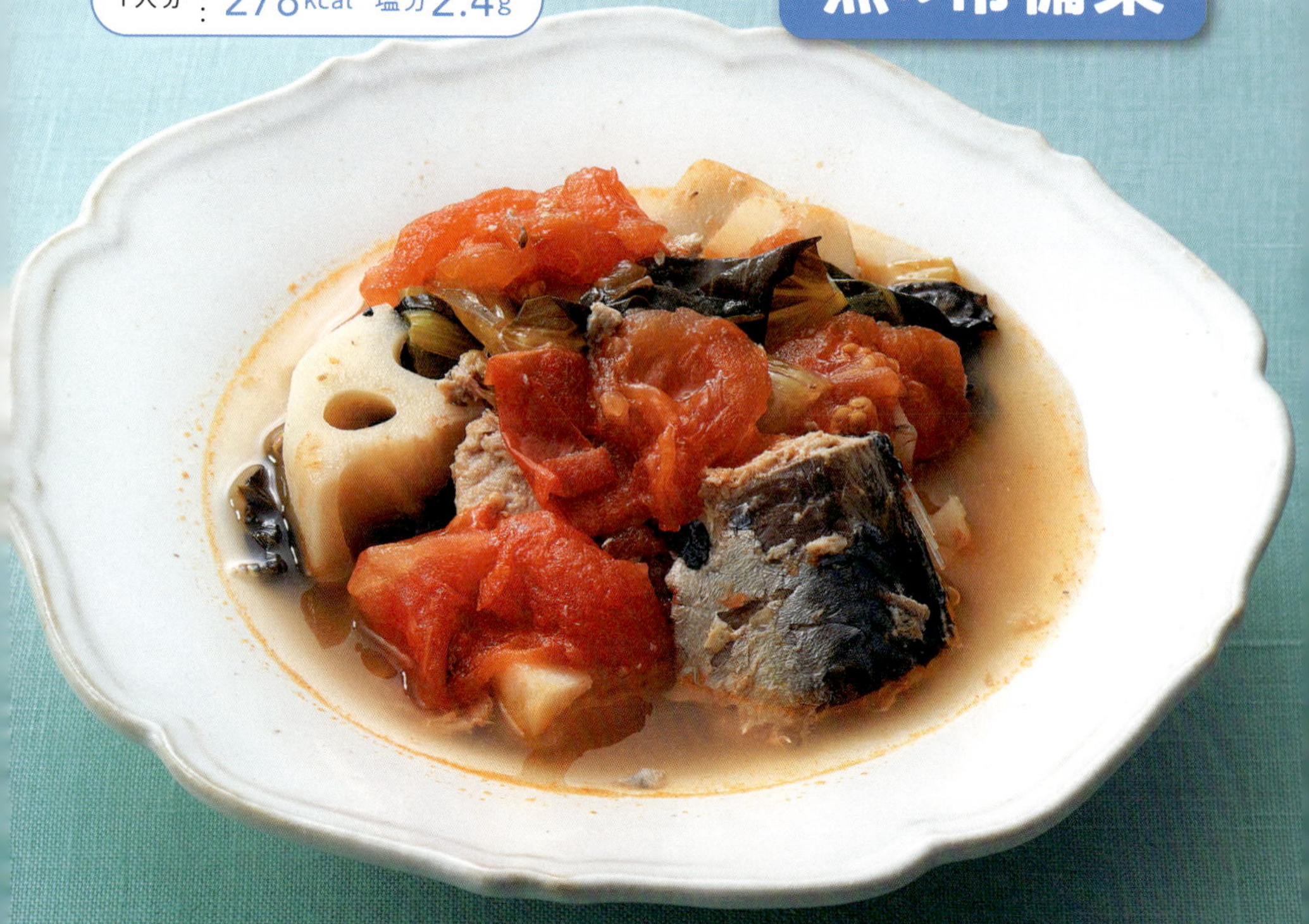

トマトとさばでダブルの抗がん効果

さばのラタトゥイユ

冷蔵保存約3日

材料（4人分）

さば水煮缶……2缶（缶汁含む）
トマト……2個
れんこん……360g
小松菜……2株

A
- 顆粒コンソメ・オリーブオイル……各大さじ1
- **にんにく**（すりおろし）……小さじ2
- 水……200ml

作り方

1. トマト、小松菜はざく切りにし、れんこんはひと口大に切る。
2. 鍋にれんこん、Aを入れて中火にかけ、れんこんがやわらかくなったら、さば缶、トマト、小松菜を加え、くたっとするまでふたをして煮る。

ワンポイント

さば缶はメーカーによって塩分の濃さにかなり違いがあるので、味見して調整してください

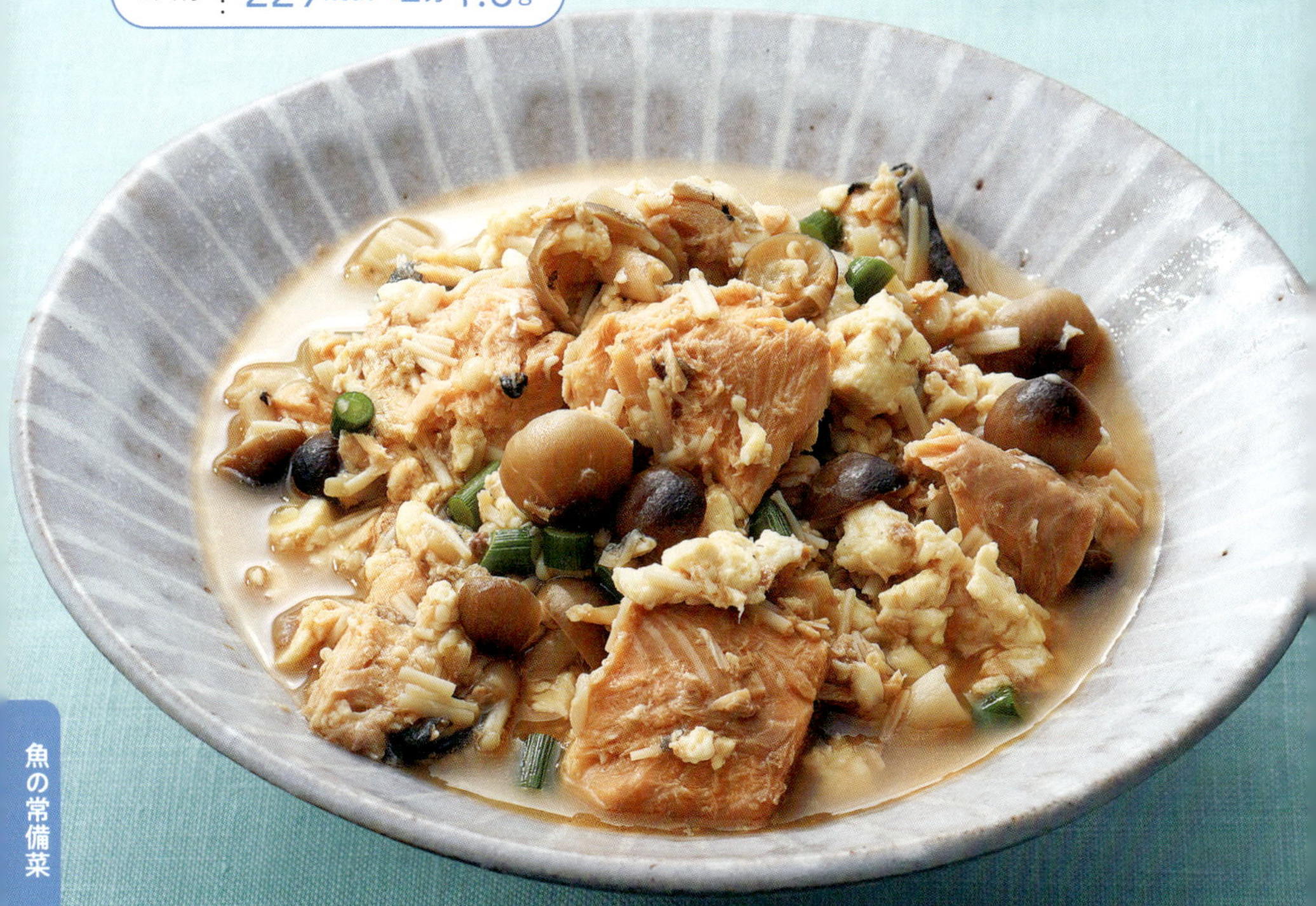

1人分 229kcal 塩分1.8g

ざっくり崩して豆腐の歯ざわりを楽しむべし

鮭ときのこの炒り煮豆腐

冷蔵保存約3日

材料（4人分）

鮭水煮缶……2缶（缶汁含む）
にんにくの芽……8本
えのきだけ……100g
しめじ……50g
木綿豆腐……1丁
A
- みりん・酒……各大さじ1
- 顆粒だし……小さじ2
- しょうゆ……小さじ1
- 水……50ml

ごま油……適量

作り方

① にんにくの芽は小口切り、えのき、しめじは粗みじん切りにする。

② フライパンにごま油を熱し、①を入れて中火で油が回るまでサッと炒めて一度取り出す。

③ ②のフライパンに鮭缶と豆腐を入れてくずしながら炒め、②をもどし入れてAを加え、全体がしんなりしてなじむまで炒め煮する。

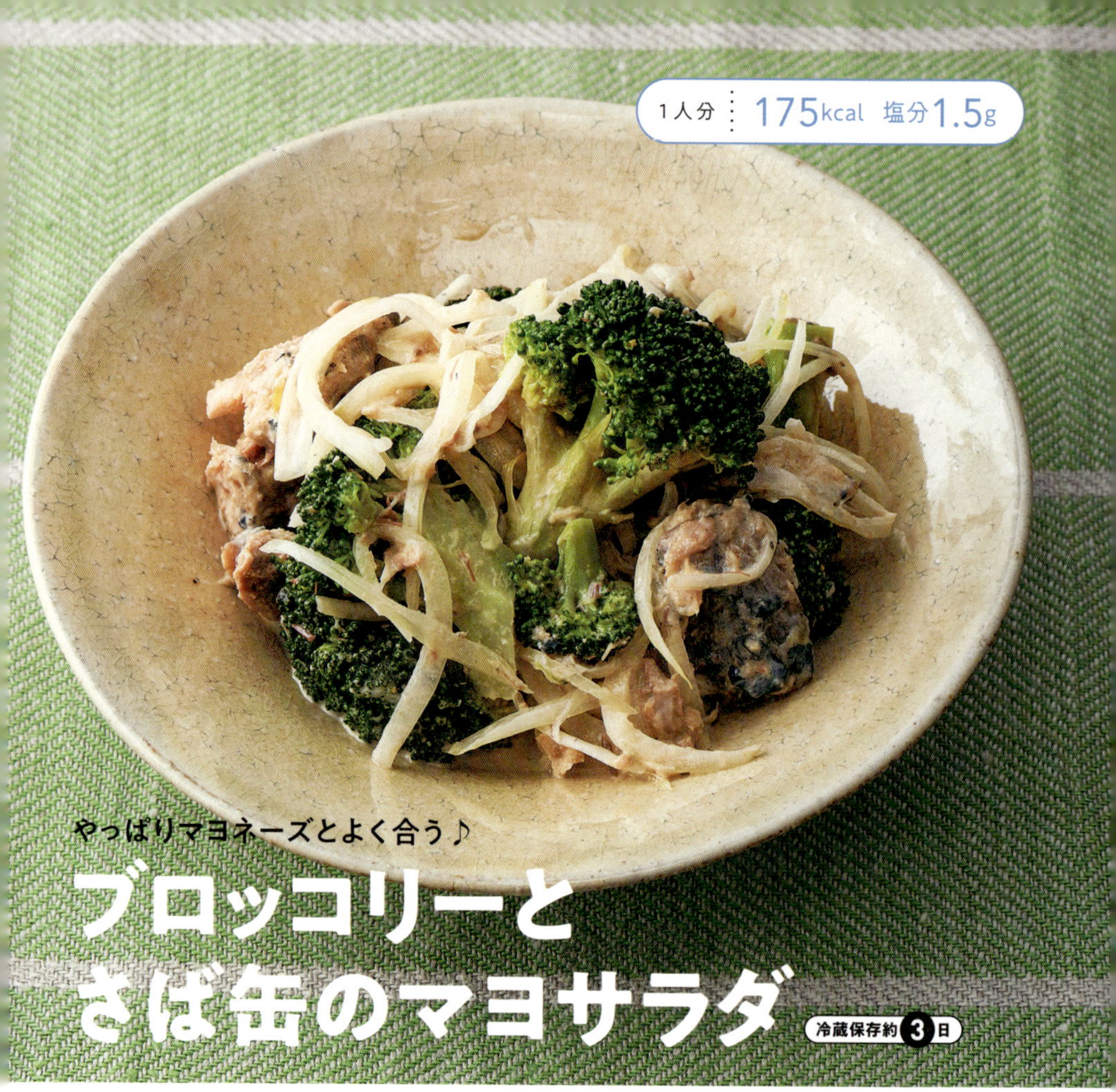

1人分 175kcal 塩分1.5g

やっぱりマヨネーズとよく合う♪

ブロッコリーとさば缶のマヨサラダ

冷蔵保存約3日

材料（2～3人分）

ブロッコリー……½株
さばの水煮缶……½缶（缶汁含む）
玉ねぎ……30g

A
- マヨネーズ……大さじ1と½
- ポン酢……大さじ1
- 練りわさび……小さじ1～（好みで調整）

作り方

1. ブロッコリーは小房に分ける。沸かした湯に塩（分量外）とブロッコリーを入れ、1分ゆでて粗熱をとる。玉ねぎは縦に薄切りにし、水にさらして水けを絞る。
2. ボウルにAを入れて混ぜ、①を加えてあえ、軽く汁けをきったさば缶を加え、ざっくりと混ぜる。

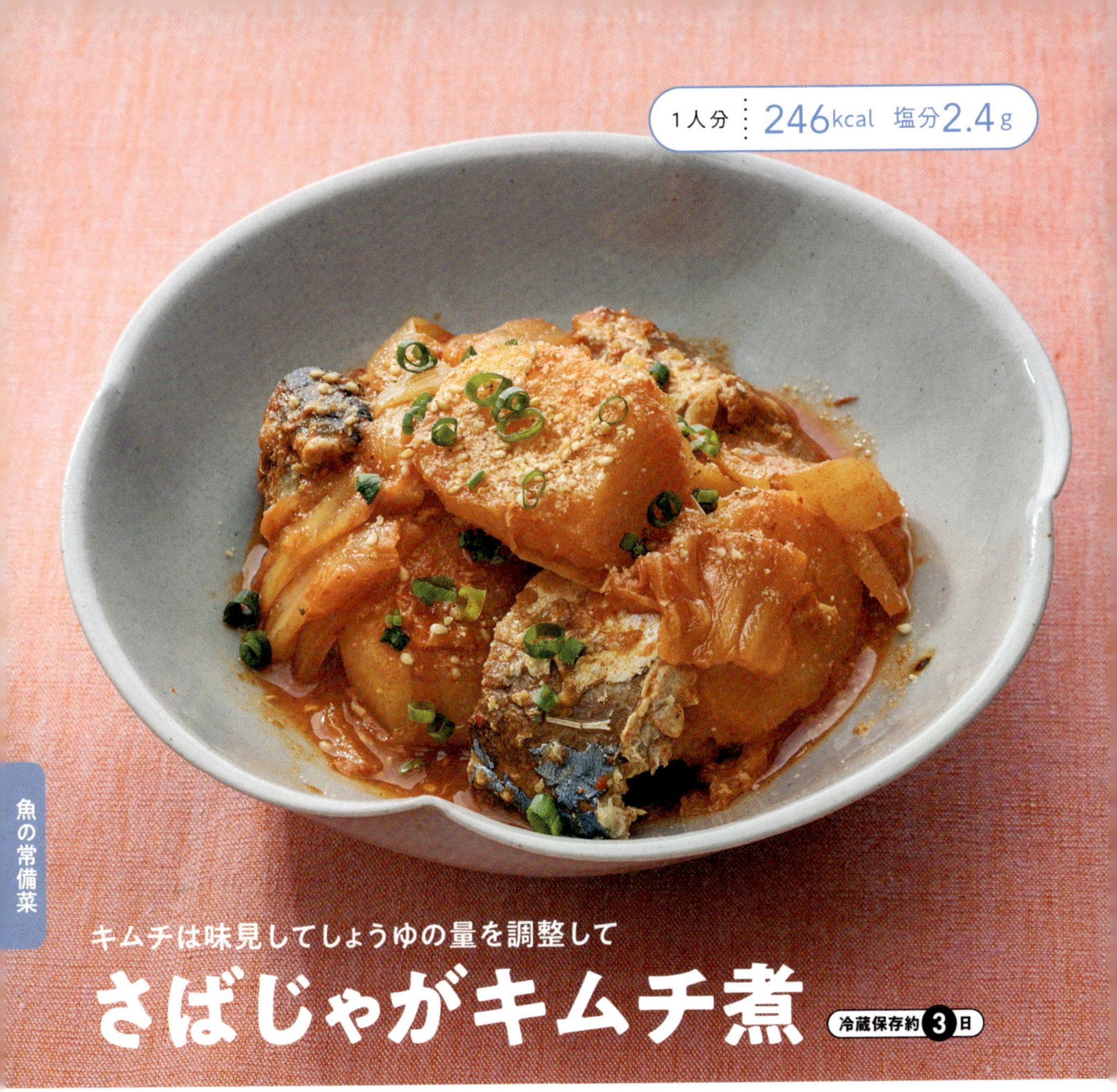

1人分　246kcal　塩分2.4g

キムチは味見してしょうゆの量を調整して

さばじゃがキムチ煮

冷蔵保存約3日

材料（4人分）

さば水煮缶……1缶（缶汁含む）
じゃがいも……4個
玉ねぎ……$\frac{1}{2}$個
白菜キムチ……100g
A
- コチュジャン……大さじ2
- みりん……大さじ1
- 水……400ml

B
- しょうゆ・ごま油……各小さじ2

白すりごま・万能ねぎ（小口切り）……各適量

作り方

① じゃがいもは4等分に切り、玉ねぎはくし形切りにする。

② 鍋に①、さば缶、キムチ、Aを入れ、ふたをして中火で15分ほど煮込む。

③ じゃがいもに火が通ったらBを加え、ひと煮立ちしたら火を止め、白ごま、万能ねぎを加える。

トマトソースはトマトペーストでも代用可

さばとトマトのオリーブオイル焼き

冷蔵保存約3日

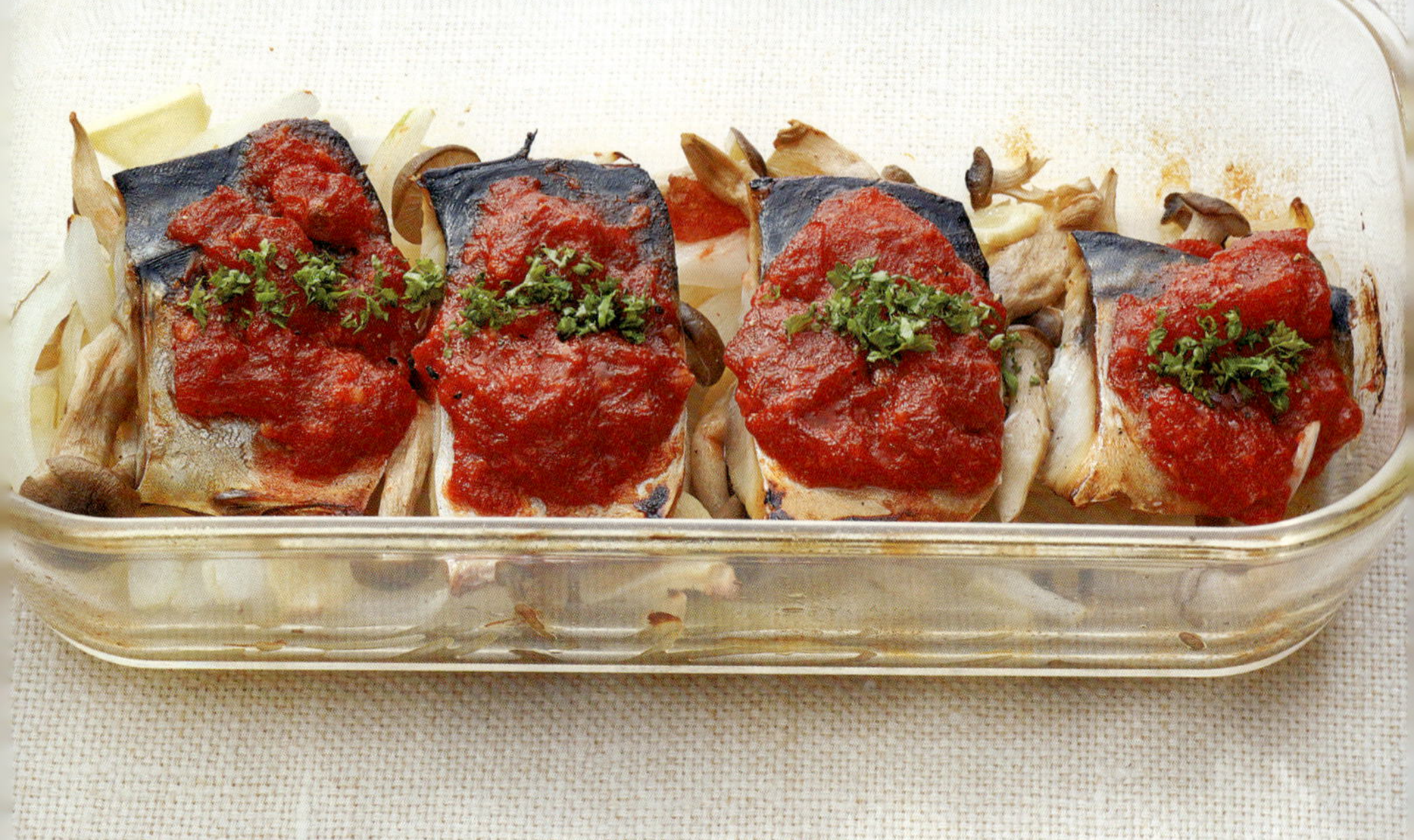

1人分 192kcal 塩分0.9g

材料（4人分）

さばの文化干し……半身1枚
玉ねぎ……$\frac{1}{2}$個
にんにく……1片
しめじ……150g
塩麹トマトソース（P92より）
……大さじ2～3
塩・こしょう……各適量
オリーブオイル……大さじ1
パセリ（みじん切り）……適量

作り方

1. さばは4等分に切る。玉ねぎ、にんにくは薄切りにする。しめじは石づきを落としてほぐす。
2. 耐熱皿に玉ねぎ、にんにく、しめじの順に重ね、塩、こしょうを軽くふる。さば、塩麹トマトソースをのせてオリーブオイルを回しかける。
3. 200℃に予熱したオーブンで15～20分焼き（またはオーブントースターか魚焼きグリルで10分ほど焼く）、パセリをのせる。

オムレツもレンチンで簡単に作れる

鮭とブロッコリーのオープンオムレツ

冷蔵保存約3日

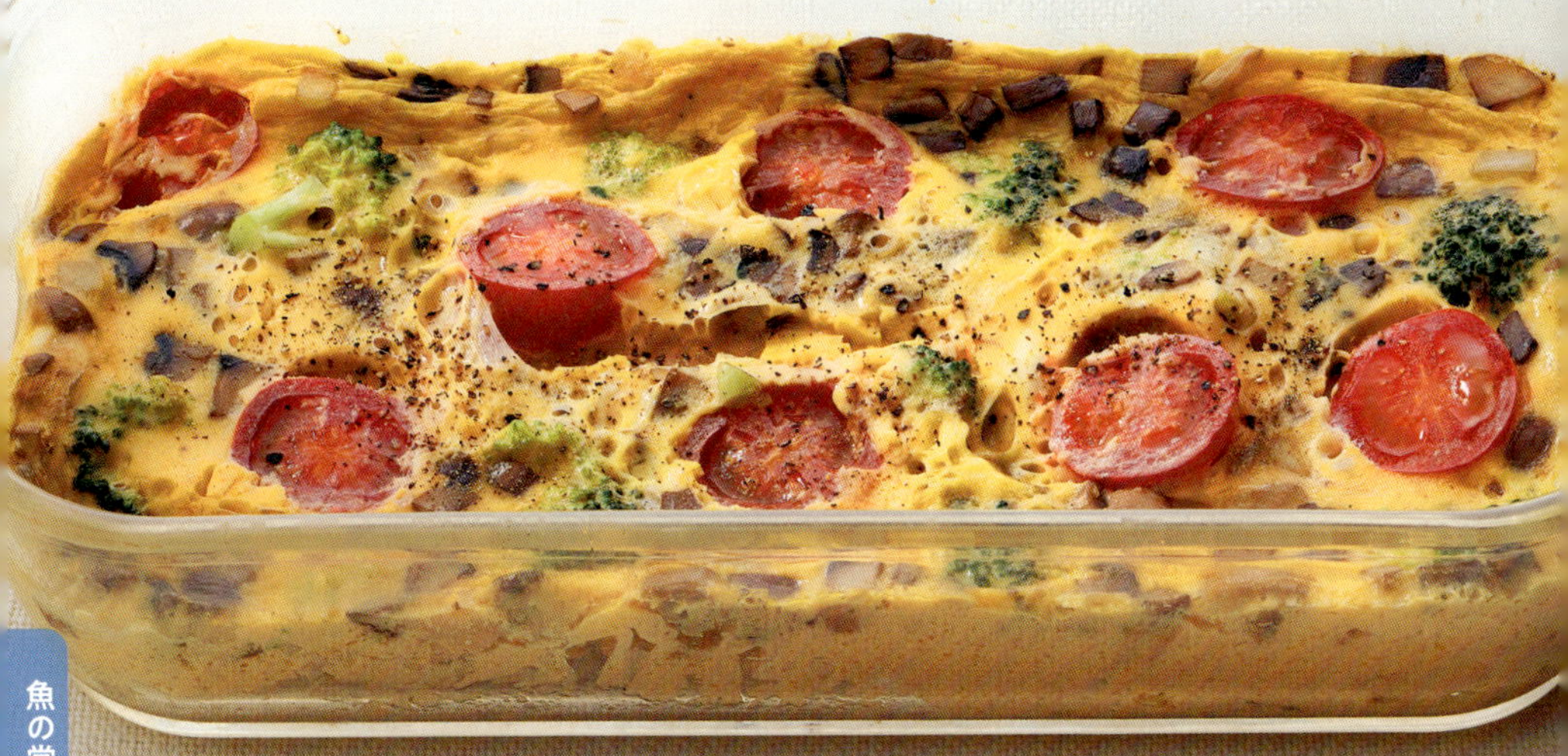

1人分 131kcal 塩分0.7g

材料（4人分）

- **鮭水煮缶**……$\frac{1}{2}$缶（缶汁含む）
- **ブロッコリー**（小房）……2個
- 卵……4個
- **玉ねぎ**……$\frac{1}{4}$個
- **マッシュルーム**……2個
- **ミニトマト**……4個
- A マヨネーズ・塩麹……各小さじ2
- A 粗びき黒こしょう……少々

作り方

1. 玉ねぎ、マッシュルームは粗みじん切りにする。ミニトマトは横半分に切り、ブロッコリーはミニトマトと同じくらいの大きさに切る。
2. 耐熱皿に玉ねぎ、ブロッコリーを入れ、ふんわりとラップをかけて600Wの電子レンジで1分加熱する。
3. 耐熱容器に卵を割りほぐし、鮭缶、Aを加えて混ぜ、②、マッシュルームを加えて混ぜ合わせ、ミニトマトの切り口を上にして並べる。ふんわりとラップをかけて600Wの電子レンジで4分加熱する（半熟のところがある場合は、30秒ずつ追加で加熱する）。

鮭とキャベツのチーズ焼き

たっぷりキャベツは先にレンチンするのがコツ

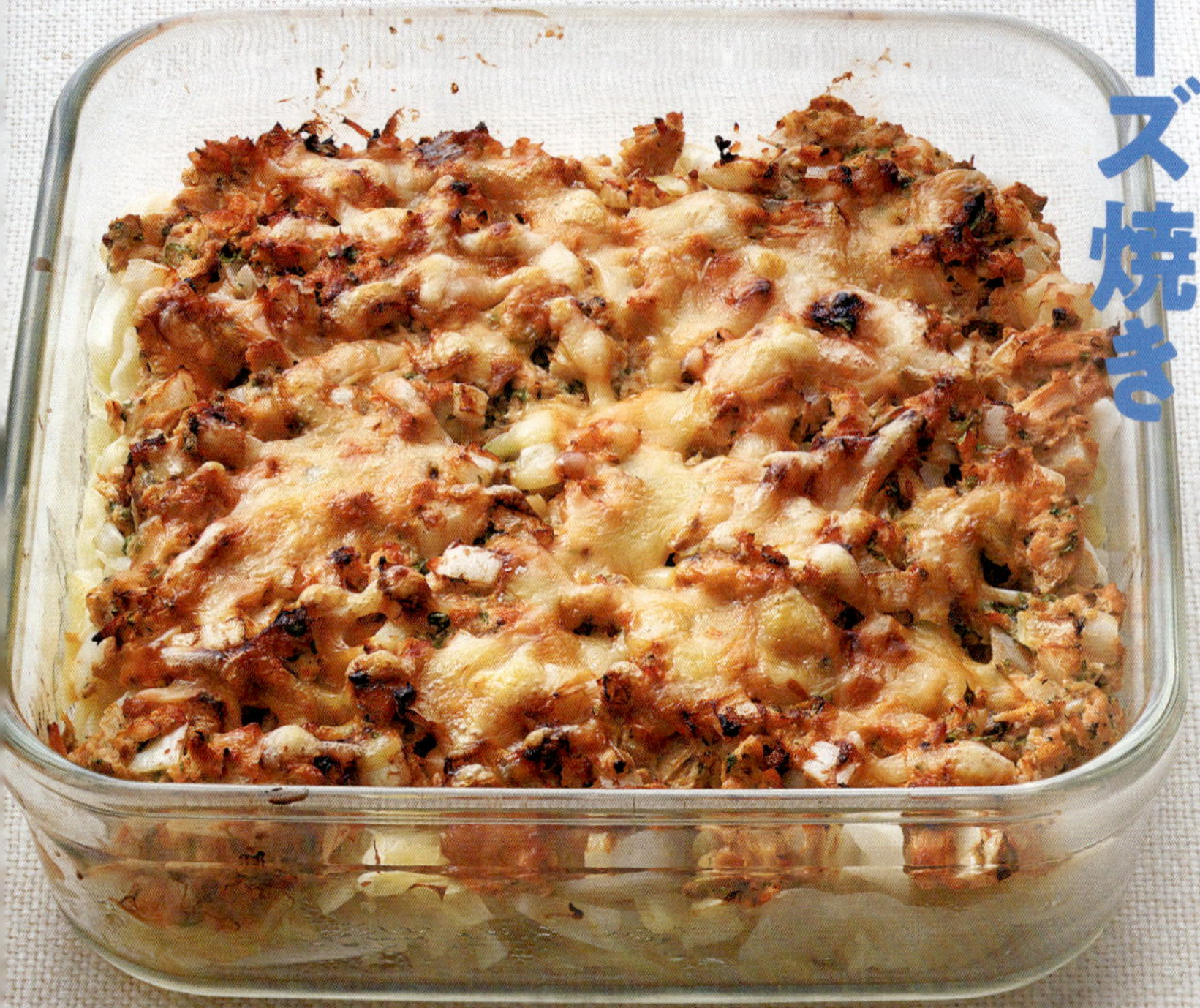

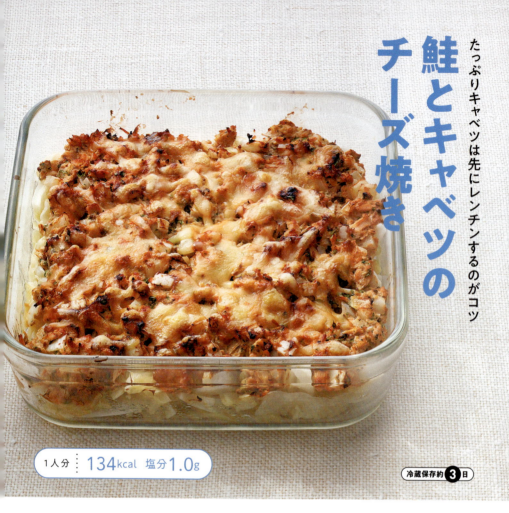

1人分　134kcal　塩分1.0g

冷蔵保存約3日

材料（4人分）

鮭水煮缶……1缶
キャベツ……1/4個（約300g）
玉ねぎ……1/3個
塩……適量
A
- パセリ（みじん切り）・
- プレーンヨーグルト（無糖）
  ……各大さじ2
- マヨネーズ……大さじ1
- 粗びきマスタード……大さじ1/2
- 塩・こしょう……各適量

ピザ用チーズ……20g

作り方

① キャベツは5mm幅の細切りにする。水にくぐらせて耐熱容器に入れ、ふんわりとラップをかけて600Wの電子レンジで3分加熱する。塩少々をふって軽く混ぜ、冷めたら水けを絞る。

② 玉ねぎは粗みじん切りにし、塩少々をふって10分ほどおき、水けを絞る。ボウルに入れ、缶汁をきった鮭缶、Aを加えてよく混ぜる。

③ 耐熱容器にキャベツを敷き詰め、②を広げて入れ、チーズをかける。オーブントースターか魚焼きグリルで表面がこんがりするまで焼く。

缶汁を吸った切り干し大根が美味

さばと切り干し大根のサラダ

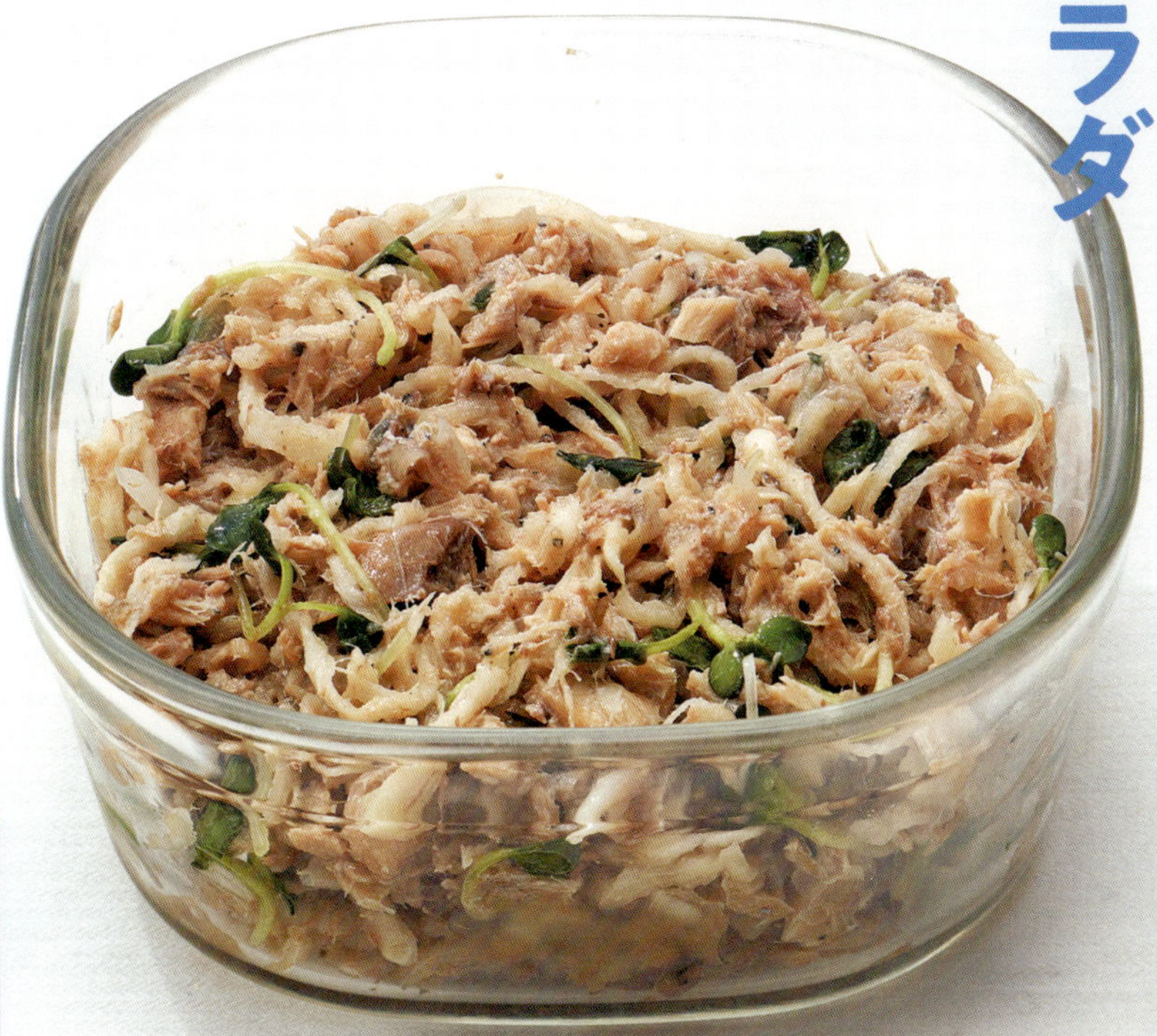

1人分 143kcal 塩分0.7g

冷蔵保存約3日

材料（4人分）

さば水煮缶……1缶
切り干し大根……20g
玉ねぎ……$\frac{1}{4}$個
かいわれ菜……$\frac{1}{2}$パック
A ［ オリーブオイル・レモン汁……各大さじ1
　　白だし（市販）……小さじ2
塩・粗びき黒こしょう……各適量

作り方

① 切り干し大根は水でもどし、水けを絞る。玉ねぎは薄切りにし、水にさらして水けをよくきる。かいわれ菜は根元を切り落とし、3～4cm長さに切る。

② ボウルに缶汁をきったさば缶を入れてほぐし、①、Aを加えてよく混ぜ、塩、黒こしょうで味をととのえる。

基本

魚缶もひと手間加えればさらに使える

いわしの韓国風そぼろ

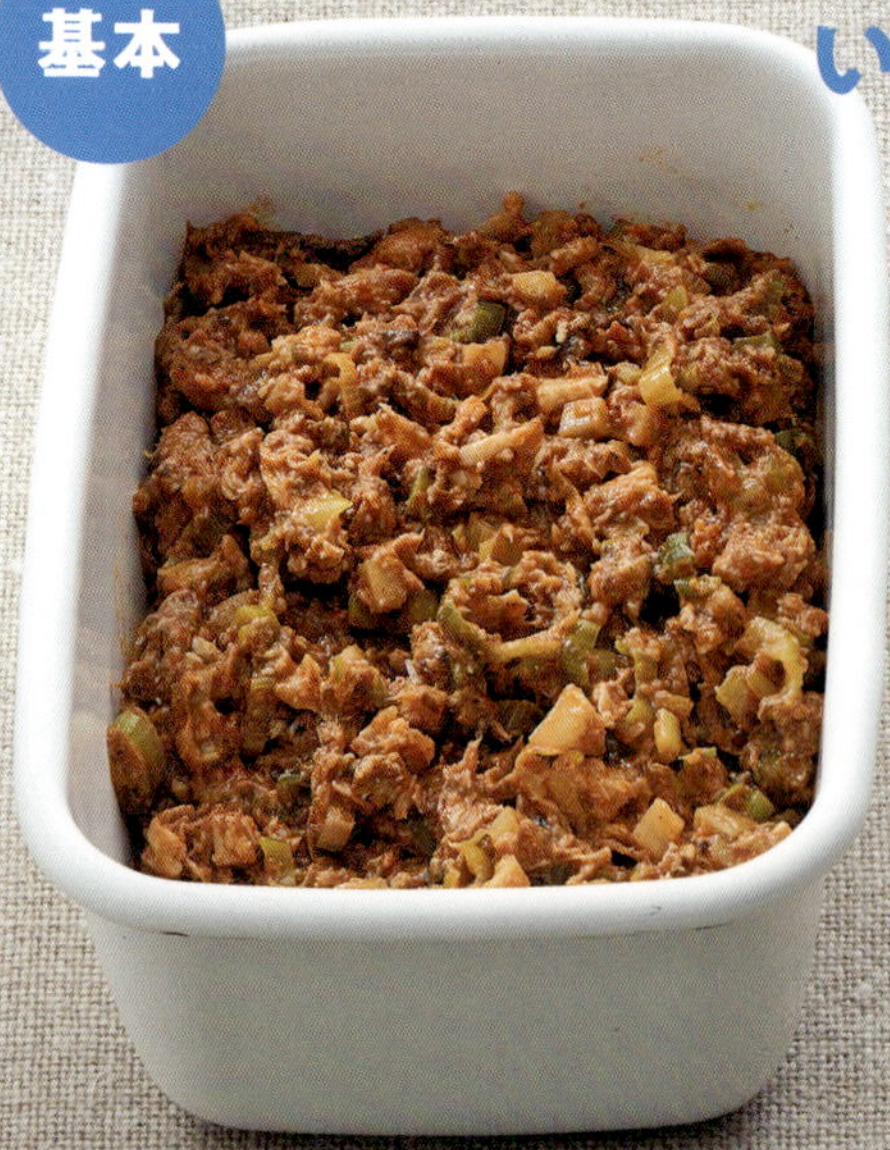

大さじ1　39kcal　塩分0.4g

材料（作りやすい分量）　冷蔵保存約3日

いわし水煮缶……1缶
長ねぎ……½本
ごぼう……10cm
A
コチュジャン・みそ……各大さじ1
砂糖……小さじ1
にんにく（すりおろし）……小さじ½
ごま油……小さじ1～2

作り方

① 長ねぎは縦半分に切ってから小口切りに、ごぼうはみじん切りにする。

② フライパンにいわし缶の缶汁大さじ2、ごぼうを入れて中弱火にかける。ごぼうがやわらかくなったら、長ねぎといわし缶の身を加えてほぐしながら炒め、Aを加えて混ぜ合わせる。

アレンジ①

コチュジャン味でご飯がすすむ

いわしそぼろご飯

冷蔵保存約3日

1人分　354kcal　塩分0.9g

材料（1人分）

いわしの韓国風そぼろ……大さじ1
ご飯……1杯（180g）
にんじんナムル
（P91より）……適量
きゅうり……⅓本
白いりごま……適量

作り方

① きゅうりは輪切りにし、塩少々（分量外）を全体になじませ、しんなりしたらよくもみ込み、水けを絞る。

② 器にご飯を盛り、いわしの韓国風そぼろ、にんじんナムル、①をのせ、白ごまをふる。

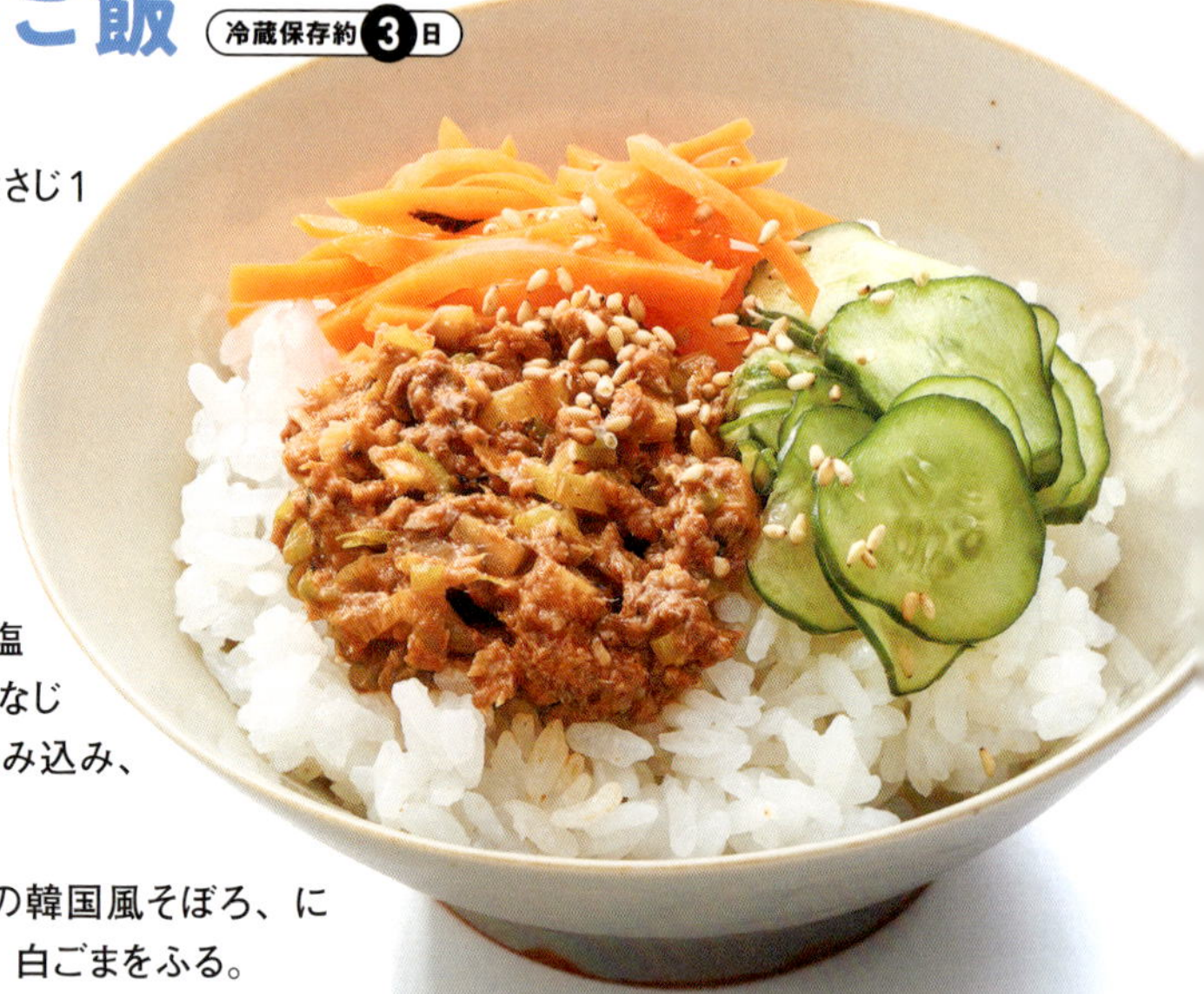

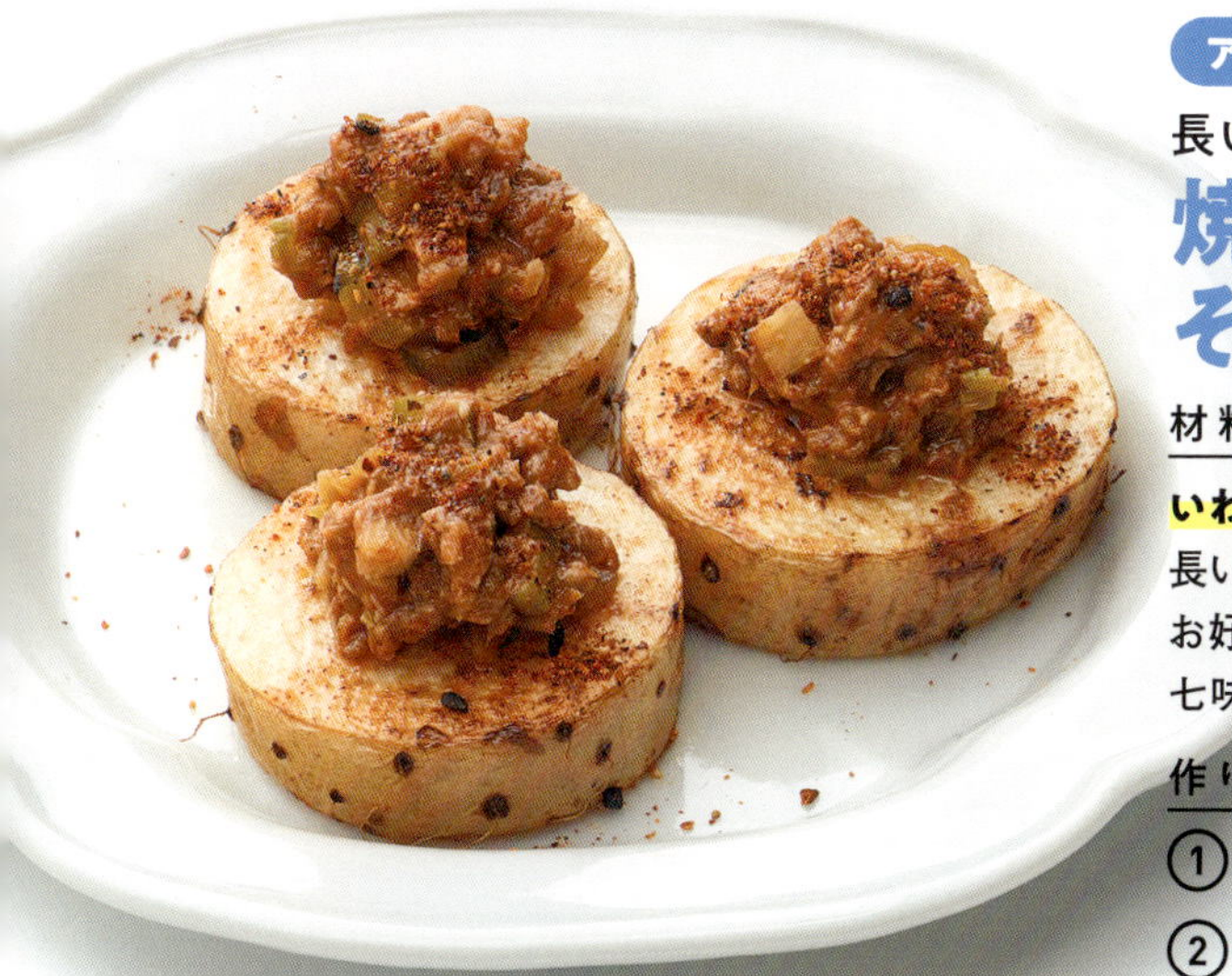

アレンジ②

長いもは腸内環境に役立つ

焼き長いもそぼろのせ

冷蔵保存約3日

材料（1～2人分）

いわしの韓国風そぼろ……大さじ1
長いも……6cm
お好みの油……適量
七味唐辛子……適量

作り方

① 長いもは3～4等分に切る。

② フライパンに油を熱し、①を入れて中火で両面がこんがりするまで焼く。

③ 器に盛り、いわしの韓国風そぼろをのせ、七味唐辛子をふる。

1人分 ⋮ 88kcal 塩分0.2g

アレンジ③

スナック感覚でおつまみにも最適

いわしそぼろのきつねピザ風

冷蔵保存約3日

1人分 ⋮ 127kcal 塩分0.7g

材料（1～2人分）

いわしの韓国風そぼろ……大さじ2
油揚げ……1枚
ピザ用チーズ……大さじ1～2
青じそ（せん切り）……1枚分

作り方

① 油揚げにいわしの韓国風そぼろをのせて広げ、チーズをかける。オーブントースターか魚焼きグリルでカリッとするまで焼く。

② 器に盛り、青じそをのせる。

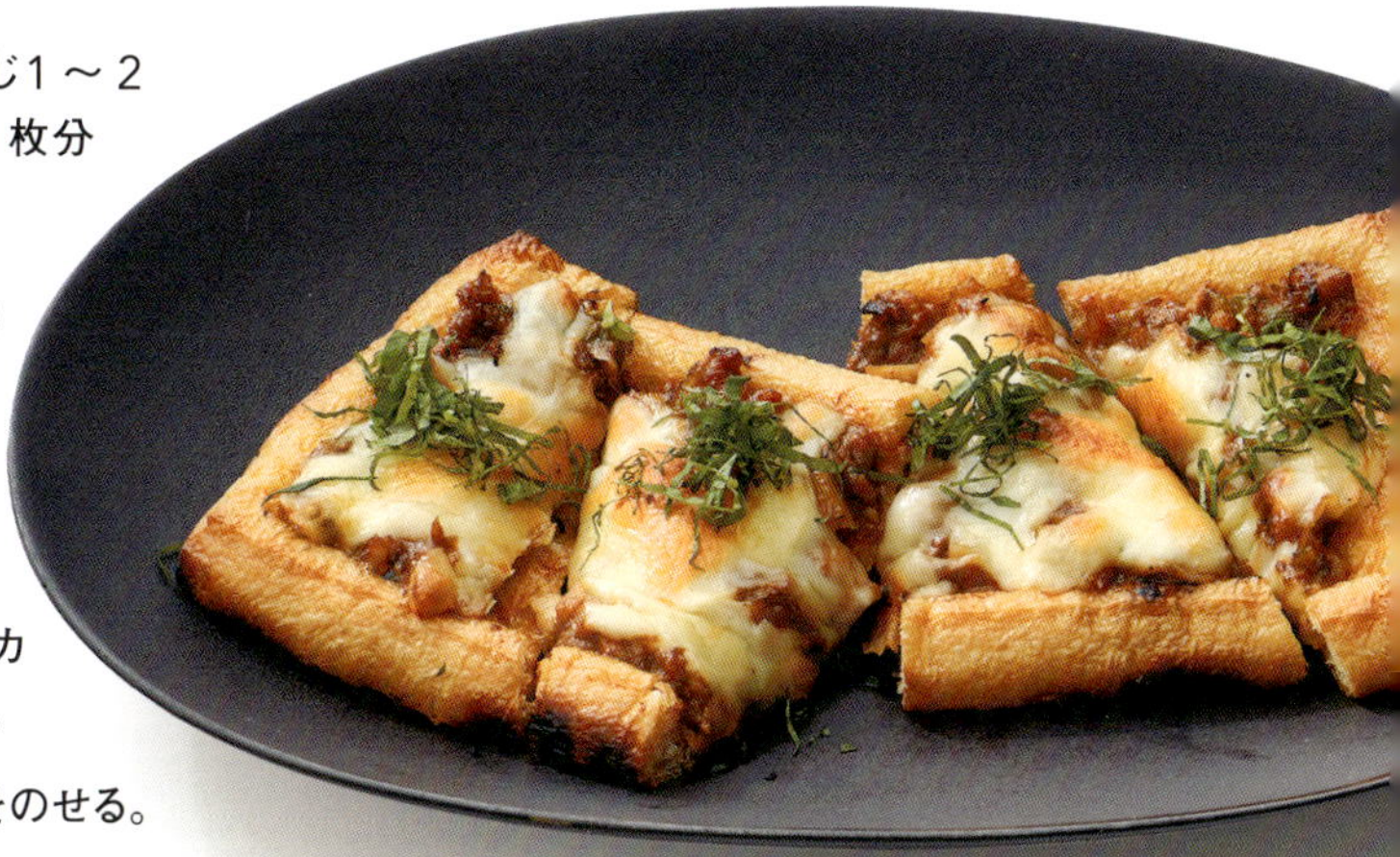

1人分 198kcal 塩分1.0g

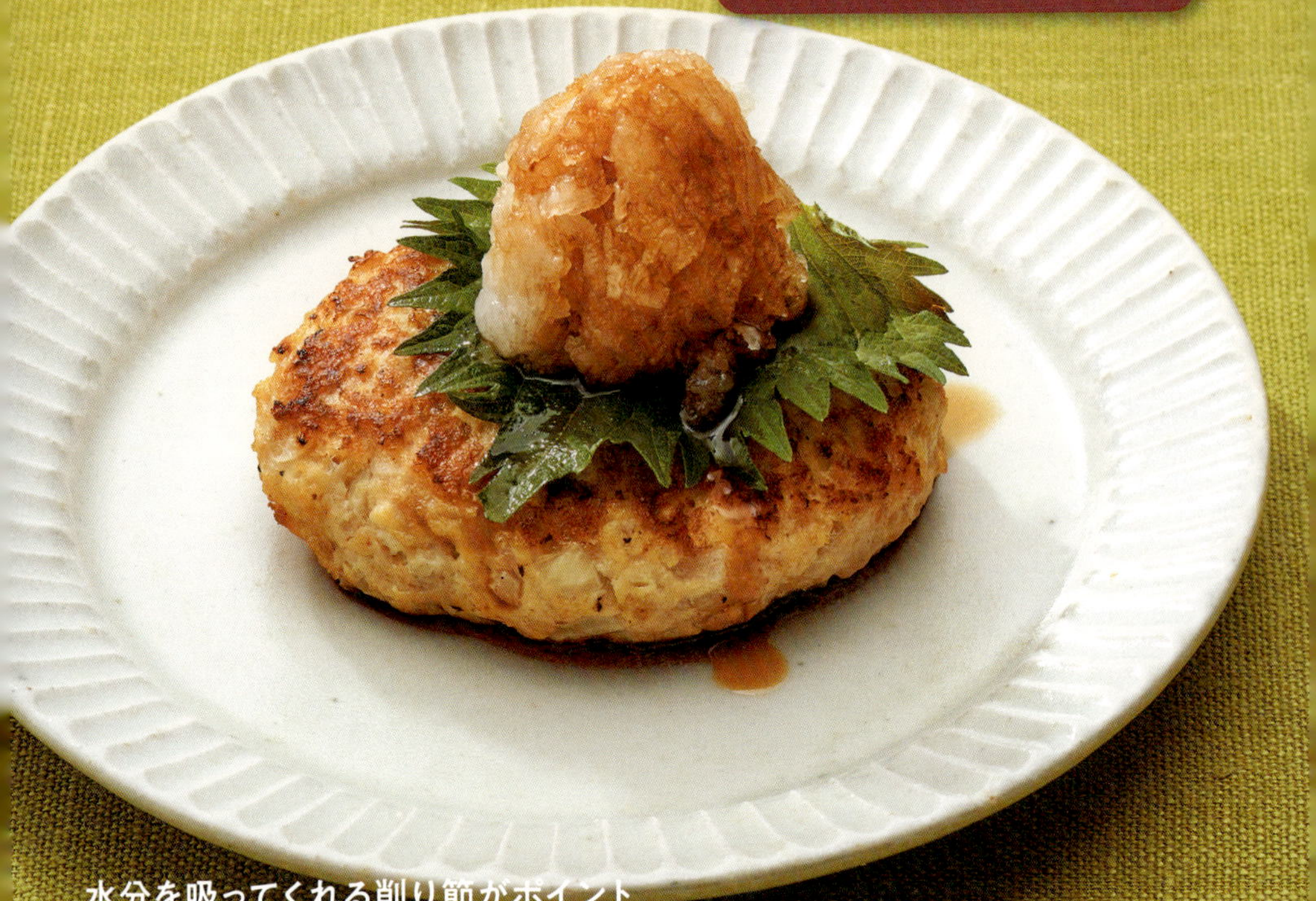

水分を吸ってくれる削り節がポイント

豆腐ハンバーグ

冷蔵保存約3日

材料（4人分）

木綿豆腐……1丁（300g）
鶏ひき肉……200g
玉ねぎ……$\frac{1}{2}$個
A
- 削り節……5g
- 片栗粉……大さじ1
- しょうが（すりおろし）……小さじ1
- 塩・こしょう……各少々

お好みの油……大さじ1
青じそ・大根おろし・ポン酢
……各適量

作り方

1. 豆腐はキッチンペーパーで包んで耐熱皿にのせ、600Wの電子レンジで1分30秒加熱して水きりをする（約250gにする）。玉ねぎはみじん切りにする。
2. ボウルに①、ひき肉、Aを入れてよく混ぜ、4等分にして小判型に成形する。
3. フライパンに油を熱し、②を入れて中火で両面に焼き色をつけたら弱火にし、水大さじ1を加え、ふたをして5分ほど蒸し焼きにする。
4. 器に盛り、青じそ、大根おろしをのせ、ポン酢をかける。

1人分　251kcal　塩分1.8g

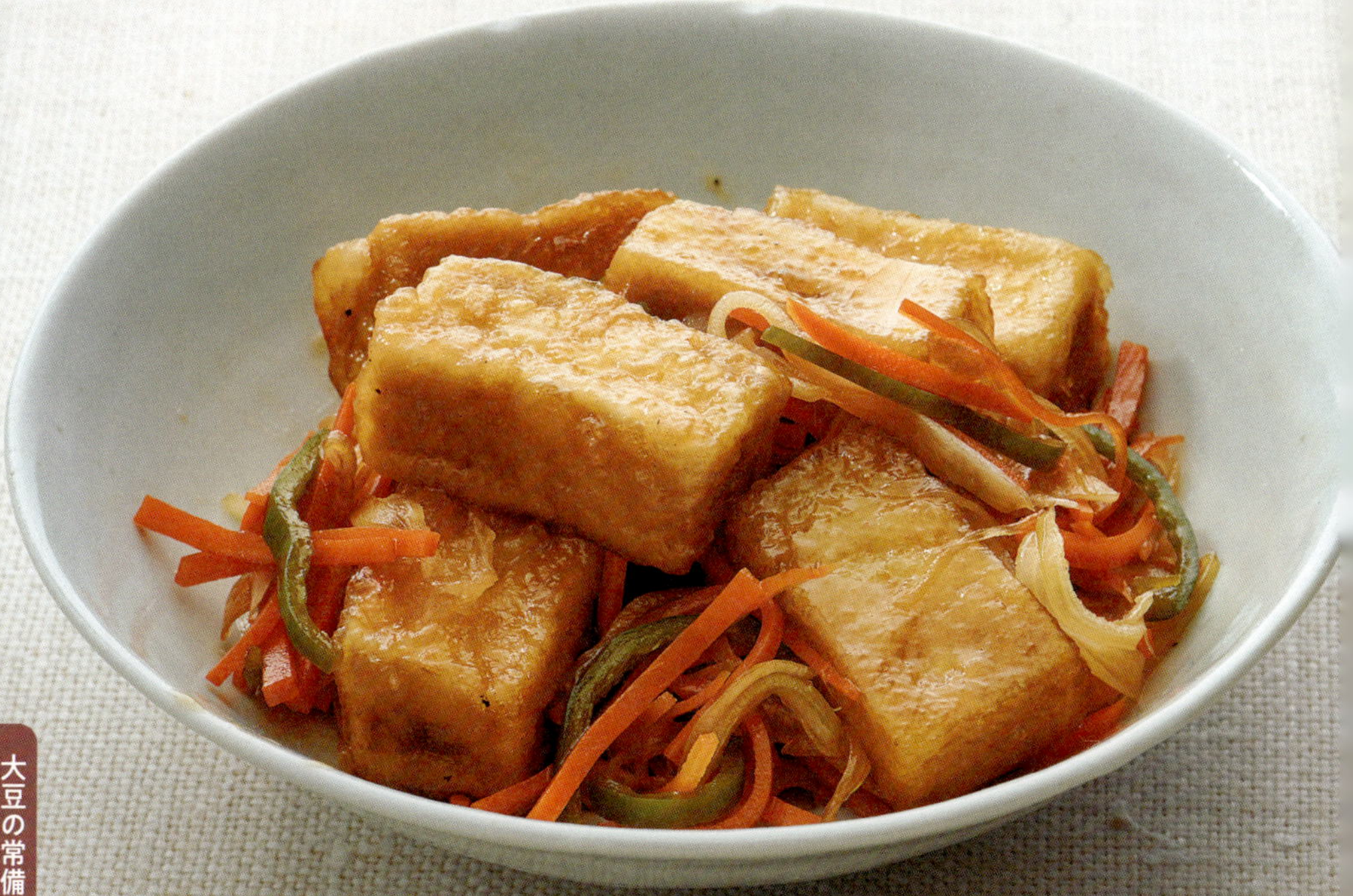

甘酢あんがころもにからんでてりてり

揚げ高野豆腐の甘酢あん

冷蔵保存約3日

材料（4人分）

高野豆腐……3個
玉ねぎ……1/3個
にんじん……1/3本
ピーマン……1個
A［めんつゆ（3倍濃縮）・ポン酢・みりん……各大さじ2
片栗粉……小さじ1
お好みの油……適量

作り方

① 高野豆腐は水でもどし、水けを絞って1個を6等分に切る。玉ねぎは薄切り、にんじん、ピーマンはせん切りにする。

② フライパンに多めの油を熱し、片栗粉（分量外）をまぶした高野豆腐を入れ、カリッとするまで揚げ焼きにし、一度取り出す。

③ ②のフライパンの油をふき、①の野菜を入れて水120mlを加え、ふたをして中火にかける。**A**を加え、ひと煮立ちしたら高野豆腐をもどし入れ、たれをからめる。片栗粉を倍量の水で溶いて加え、混ぜながらとろみをつける。

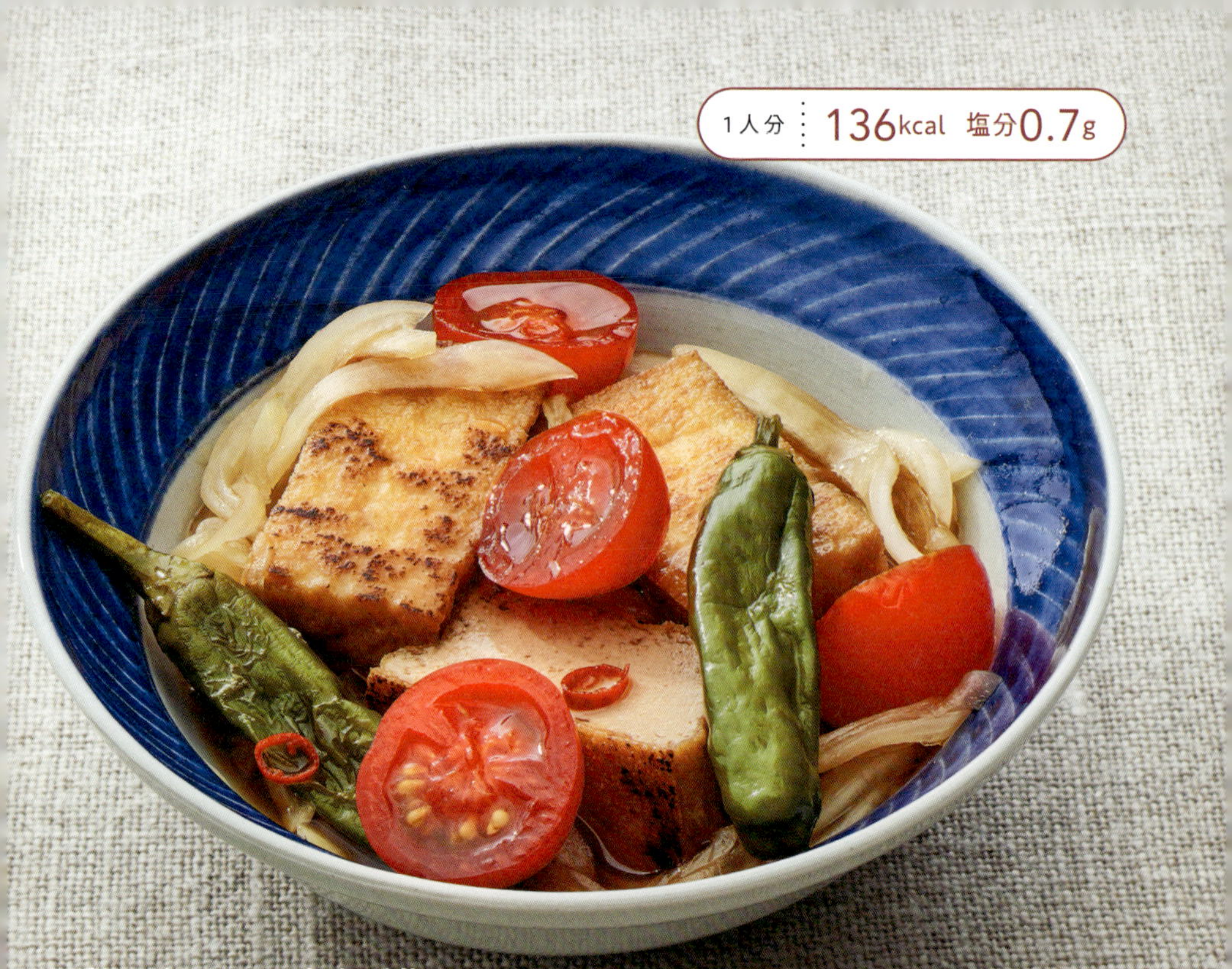

1人分 136kcal 塩分0.7g

彩りがきれいで食卓が華やぐ

厚揚げの南蛮漬け

冷蔵保存約3日

材料（4人分）

厚揚げ……300g
ししとう……8本
玉ねぎ……1/2個
ミニトマト……8個

A
- めんつゆ（3倍濃縮）……大さじ2と1/2
- 酢・水……各大さじ2
- 砂糖……大さじ1
- 赤唐辛子（輪切り）……適量

作り方

1. 厚揚げは3cm幅に切り、ししとうは竹串などで穴をあける。玉ねぎは薄切りにし、ミニトマトは横半分に切る。玉ねぎとミニトマトは保存容器に入れる。
2. 小鍋にAを入れて火にかけ、沸騰したら火を止め、①の保存容器に注ぐ。
3. フライパンに厚揚げ、ししとうを並べ、中火で表面に焼き色がつくまで焼いて②に漬ける。

1人分 233kcal 塩分1.7g

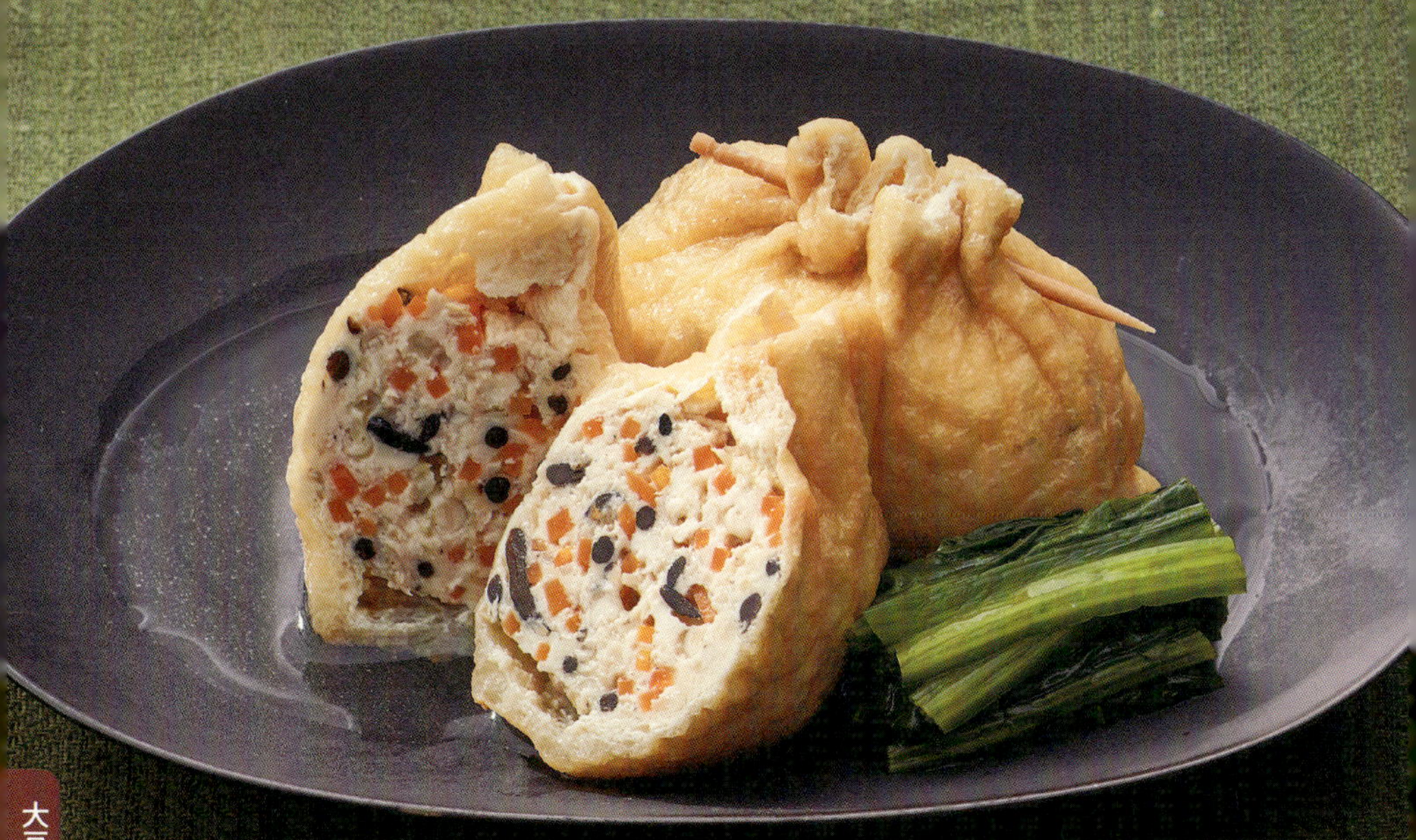

冷たいままでもおいしく食べられる

五目茶巾

冷蔵保存約3日

材料（4人分）

- 鶏ひき肉……250g
- **ひじき**（乾燥）……5g
- **にんじん**……$\frac{1}{4}$本
- **えのきだけ**……80g
- **木綿豆腐**……$\frac{1}{6}$丁（50g）
- **油揚げ**……4枚
- A
  - 酒……大さじ1
  - しょうが（すりおろし）・塩……各小さじ$\frac{1}{2}$
- B
  - 白だし（市販）……大さじ3
  - みりん……大さじ2
  - 水……350ml
- ほうれん草（ゆでたもの）……適量

作り方

① ひじきは水でもどし、水けをよくきる。にんじんは2〜3cm長さのせん切りにし、えのきは石づきを落として7〜8mm長さに切る。

② ボウルに①、ひき肉、豆腐、Aを入れ、よく混ぜて8等分にする。

③ 油揚げは半分に切って口を開き（まな板にのせ、上から箸を転がすと開きやすい）、②を詰めて口をようじでとめる。

④ 鍋にB、③を入れて火にかける。煮立ったらふたをして中弱火で10分煮る。器に盛り、食べやすく切ったほうれん草を添える。

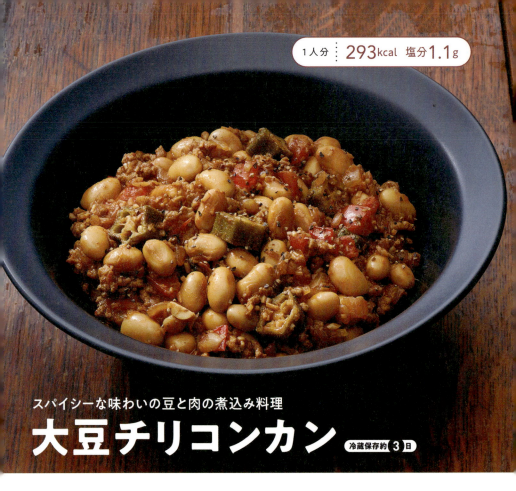

1人分　293kcal　塩分1.1g

スパイシーな味わいの豆と肉の煮込み料理

大豆チリコンカン

冷蔵保存約3日

材料（4人分）

大豆（水煮）……150g
合いびき肉……300g
玉ねぎ……1個
にんにく……1片
えのきだけ……100g
トマト……1個
オクラ……2本
A
- 赤ワイン……50ml
- ケチャップ……大さじ2
- ウスターソース……大さじ1
- クミンパウダー（カレー粉でも可）・一味唐辛子……各小さじ1

塩・粗びき黒こしょう……各適量
オリーブオイル……大さじ1

作り方

1. 玉ねぎ、にんにくはみじん切りにする。えのきは石づきを落として5mm長さに、トマトは1cm角に切る。オクラは小口切りにする。
2. フライパンにオリーブオイル、にんにく、玉ねぎ、えのき、塩ひとつまみを入れ、中火でしんなりするまで炒めて端に寄せる。
3. 空いたところにかたまりのままひき肉を入れ、両面に焼き色がついたらほぐしながら炒め、ほかの具材となじませる。
4. 大豆、トマト、オクラ、Aを加え、水分が飛ぶまで炒め煮にする。火を止め、塩、黒こしょうで味をととのえる。

1人分　93kcal　塩分1.6g

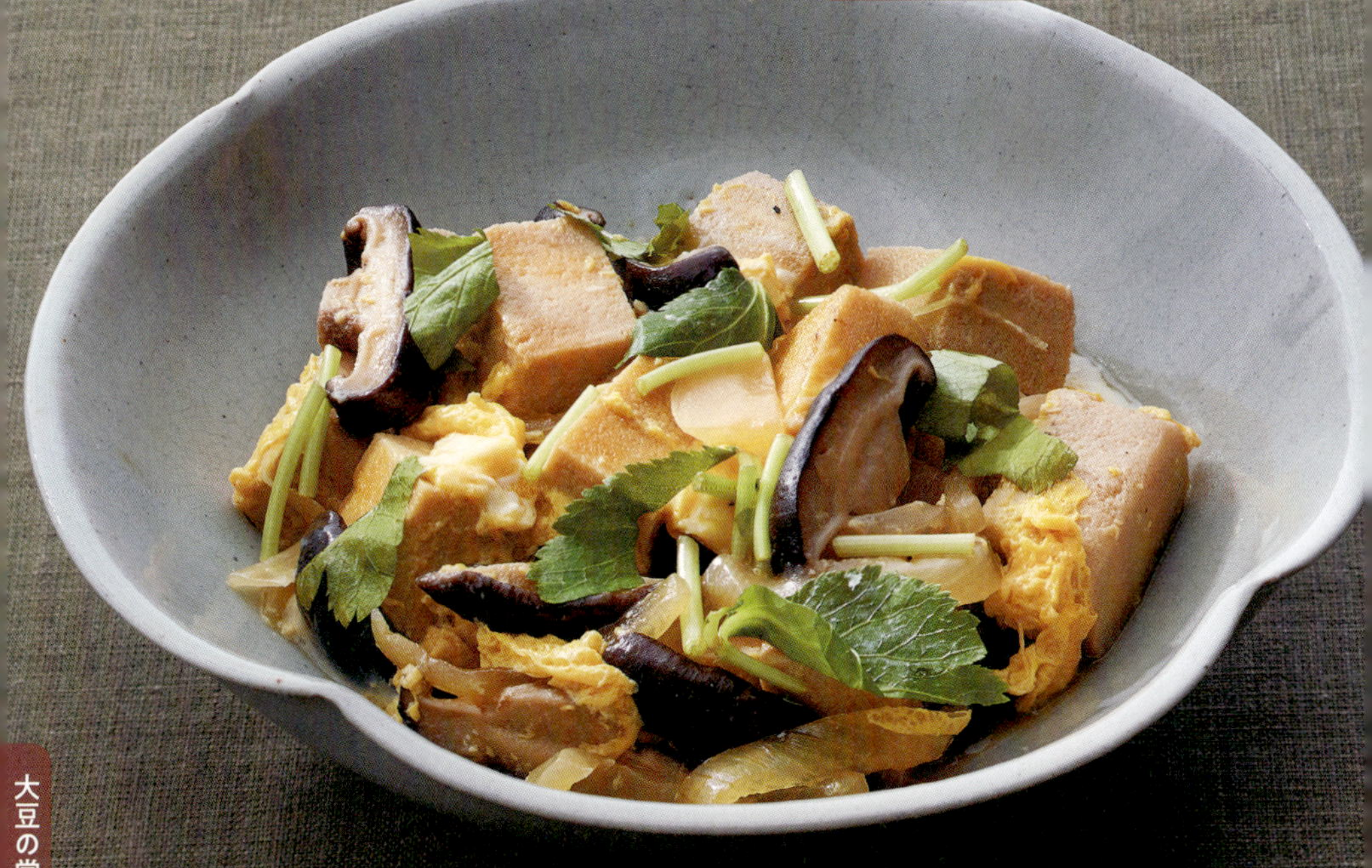

水分の出にくい高野豆腐は常備菜にぴったり

高野豆腐ときのこの卵とじ

冷蔵保存約3日

材料（4人分）

高野豆腐……3個
しいたけ……4個
玉ねぎ……1/2個
みつば……3～4本
溶き卵……2個分
A
- めんつゆ（3倍濃縮）……大さじ3
- 酒……大さじ1
- 水……150ml

作り方

1. 高野豆腐は水でもどし、水けを絞ってサイコロ状に切る。玉ねぎは5mm幅に、しいたけは石づきを落として1.5cm幅に、みつばは2cm長さに切る。
2. 鍋にAを入れて火にかけ、煮立ったら高野豆腐と玉ねぎを入れて中弱火で味がしみるまで加熱し、しいたけを加えてひと煮立ちさせる。
3. 溶き卵を回し入れ、10秒ほど加熱して火を止め、すぐにふたをして1分ほどおく。
4. 器に盛り、みつばを散らす。

ナンプラーとにんにくで食欲そそる

厚揚げとひじきのにんにく炒め

冷蔵保存約3日

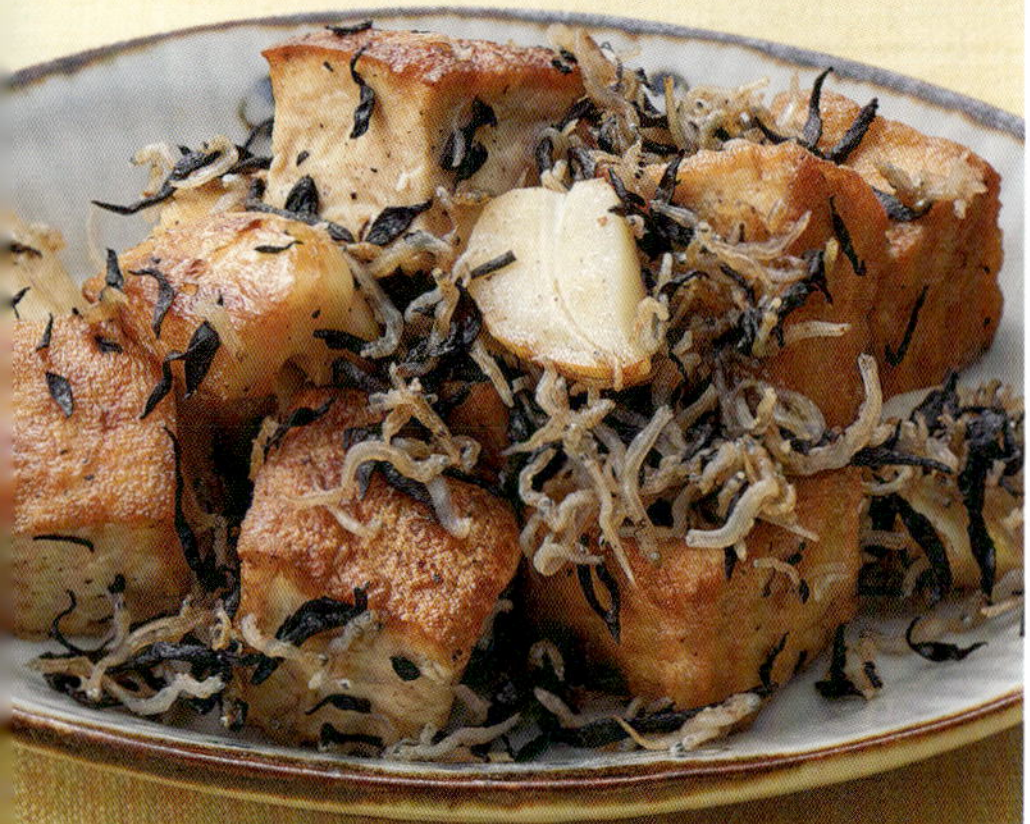

1人分　159kcal　塩分2.2g

材料（4人分）

厚揚げ……300g
ひじき（乾燥）……大さじ2
ちりめんじゃこ……50g
にんにく……7片
A ナンプラー……大さじ1
A オイスターソース……大さじ½
A 酢……小さじ2
お好みの油……適量

作り方

1. 厚揚げは角切りにする。ひじきは水でもどし、水けをきる。にんにくは半分に切って芯をとる。
2. フライパンに油を熱し、厚揚げを入れて中火で炒め、焼き色がついたらひじき、じゃこ、にんにくを入れ、じゃこがカリッとするまで炒め、Aを加えてからめる。

動物性と植物性の
タンパク質たっぷり

豆腐の茶碗蒸し

冷蔵保存約3日

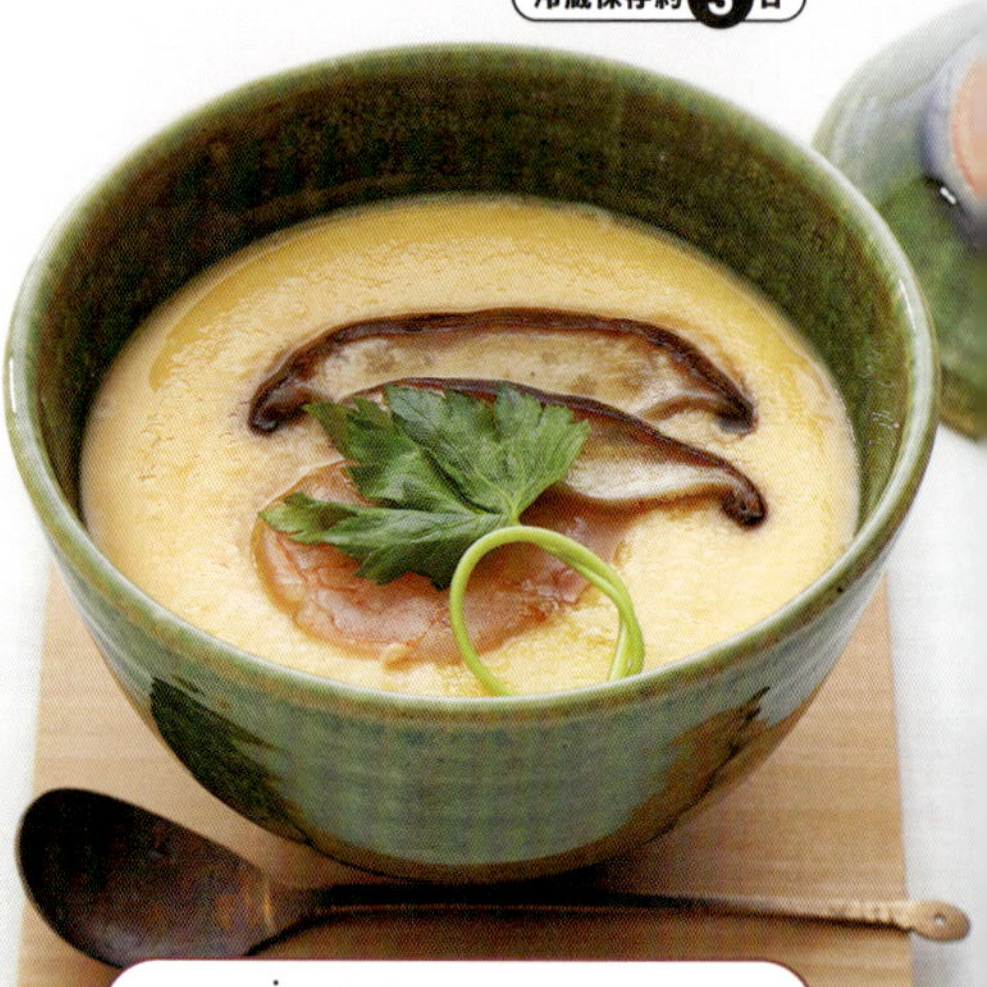

1人分　98kcal　塩分1.1g

材料（4人分）

絹ごし豆腐……1丁（300g）
卵……2個
しいたけ……1個　　むきえび……4尾
白だし（市販）……大さじ1と½
みつば……適量

作り方

1. しいたけは石づきを落とし、軸は手で裂き、傘は薄切りにする。
2. ボウルに豆腐を入れ、なめらかになるまで混ぜる。卵を割りほぐし、白だしを加えて混ぜ合わせる。
3. 耐熱容器に②を等分して入れ、中心にしいたけの軸を入れ、えび、しいたけの傘をのせる。ふんわりとラップをかけて600Wの電子レンジで3分30秒加熱し（半熟の場合は30秒ずつ追加で加熱して様子をみる）、みつばを添える。

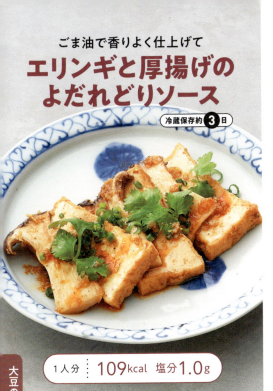

ごま油で香りよく仕上げて

エリンギと厚揚げのよだれどりソース

冷蔵保存約3日

1人分 109kcal 塩分1.0g

材料（4人分）

エリンギ……2本
厚揚げ……200g
A
- しょうゆ……大さじ1と1/2
- 酢……大さじ1/2
- ごま油……小さじ1
- 砂糖・花椒パウダー……各小さじ1/2
- **にんにく**・しょうが（いずれもすりおろし）……各小さじ1/2

お好みの油……適量
ラー油・パクチー（ちぎる）……各適量

作り方

① エリンギは7～8mm幅に、厚揚げは1cm幅に切る。

② フライパンに油を薄くひき、①を入れて中火にかけ、軽く焼き色がつくまで両面を焼く。焼きあがったら合わせたAを加えてからめる。食べるときにラー油をかけ、パクチーを散らす。

はちみつのやさしい甘みがおいしい

厚揚げのヤンニョムあえ

冷蔵保存約3日

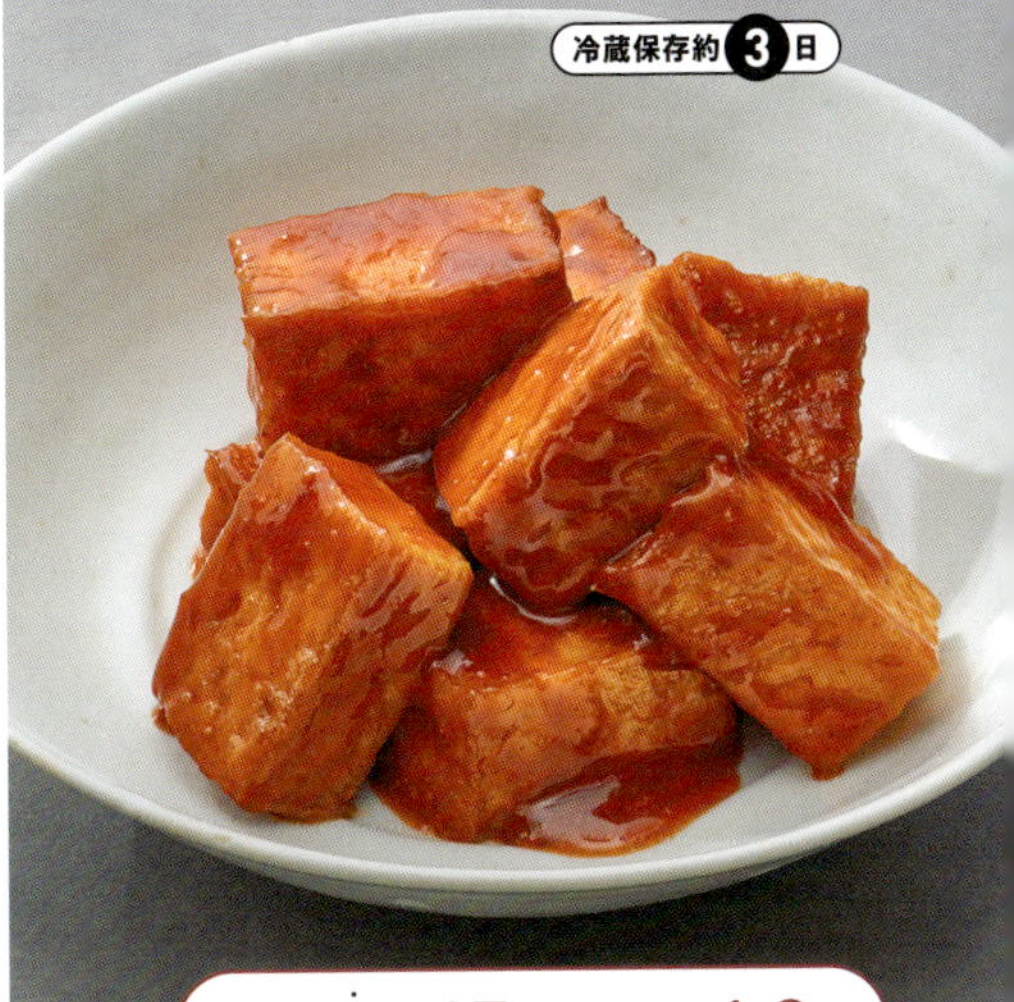

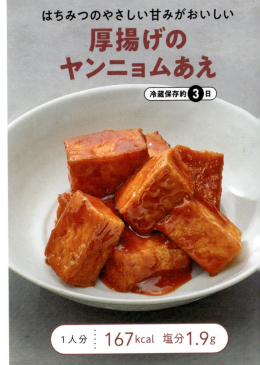

1人分 167kcal 塩分1.9g

材料（4人分）

厚揚げ……300g
塩……ひとつまみ
A
- コチュジャン……大さじ3
- しょうゆ・はちみつ……各大さじ1
- 酢……小さじ2
- **にんにく**（すりおろし）・片栗粉……各小さじ1
- 水……150ml

作り方

① 厚揚げは縦半分に切ってから3cm幅に切り、切り口に塩をふる。

② フライパンに①を入れ、表面に焼き色がつくまで中火でじっくりと焼く。弱火にし、Aを加えて煮詰めながら厚揚げにからめる。

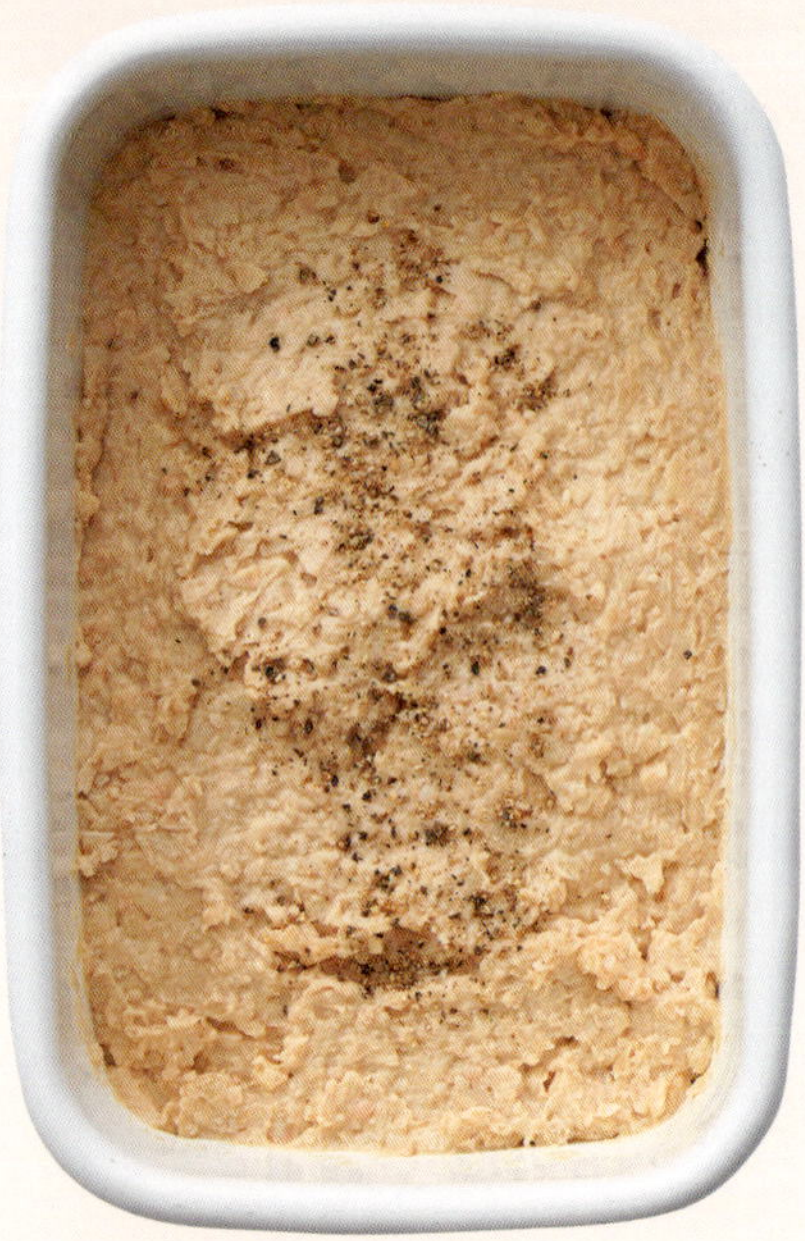

ペースト状にした大豆を
パンなどにぬって

フムス

冷蔵保存約3日

材料（作りやすい分量）

大豆（水煮）……200g
オリーブオイル……大さじ3
練りごま……大さじ2
にんにく（すりおろし）・塩・レモン汁
……各小さじ1
粗びき黒こしょう……適量

作り方

① フードプロセッサーに黒こしょう以外の材料を入れ、ペースト状になるまで撹拌する。保存容器に入れ、黒こしょうをふる。

大さじ1 58kcal 塩分0.5g

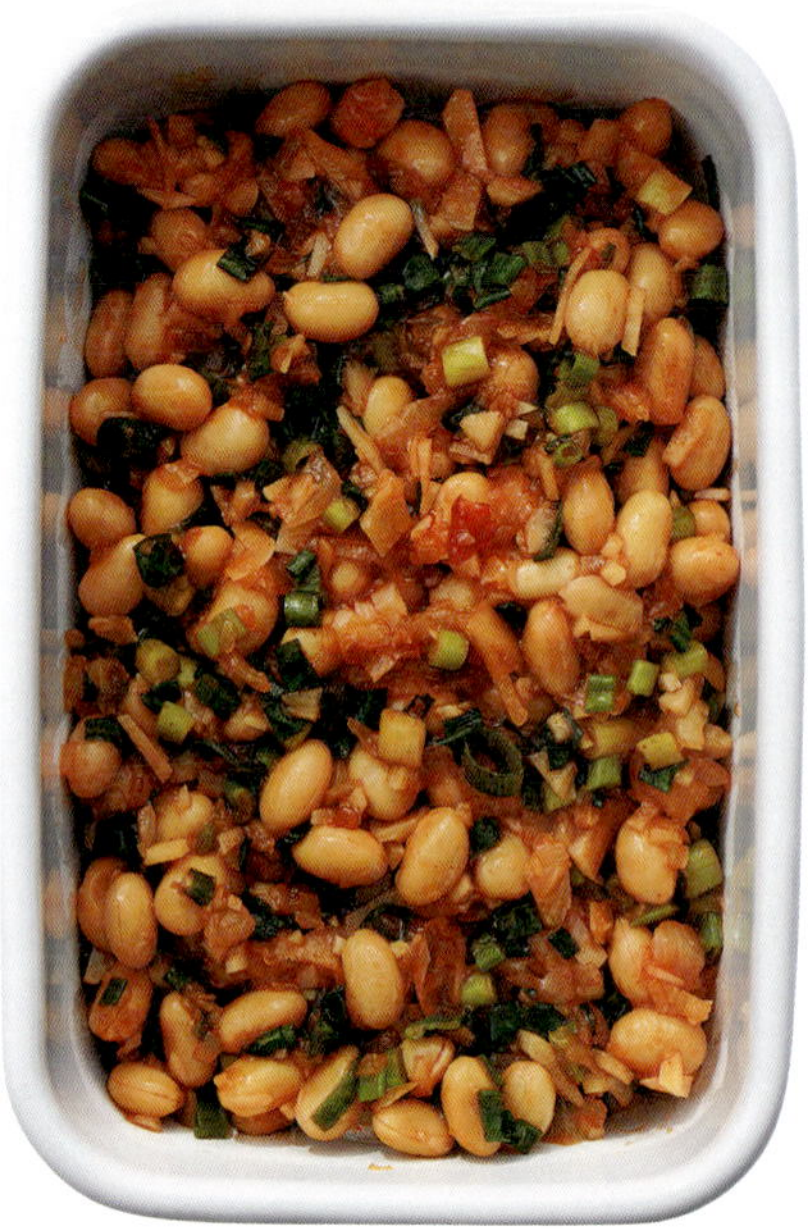

辛味がほどよく効いて箸が止まらない

大豆のピリ辛みそ煮

冷蔵保存約3日

材料（4人分）

大豆（水煮）……150g
玉ねぎ……$\frac{1}{4}$個
にんにく……3片

A
- 酒……大さじ1と$\frac{1}{2}$
- コチュジャン……大さじ1
- 砂糖……小さじ1
- 豆板醤……小さじ$\frac{1}{2}$

万能ねぎ（小口切り）……1束分
ごま油……適量

作り方

① 玉ねぎ、にんにくはみじん切りにする。

② フライパンにごま油を熱し、大豆、①を入れ、中火で玉ねぎがしんなりするまで炒める。合わせたAを加えてからめ、万能ねぎを加えて混ぜる。

1人分 97kcal 塩分0.8g

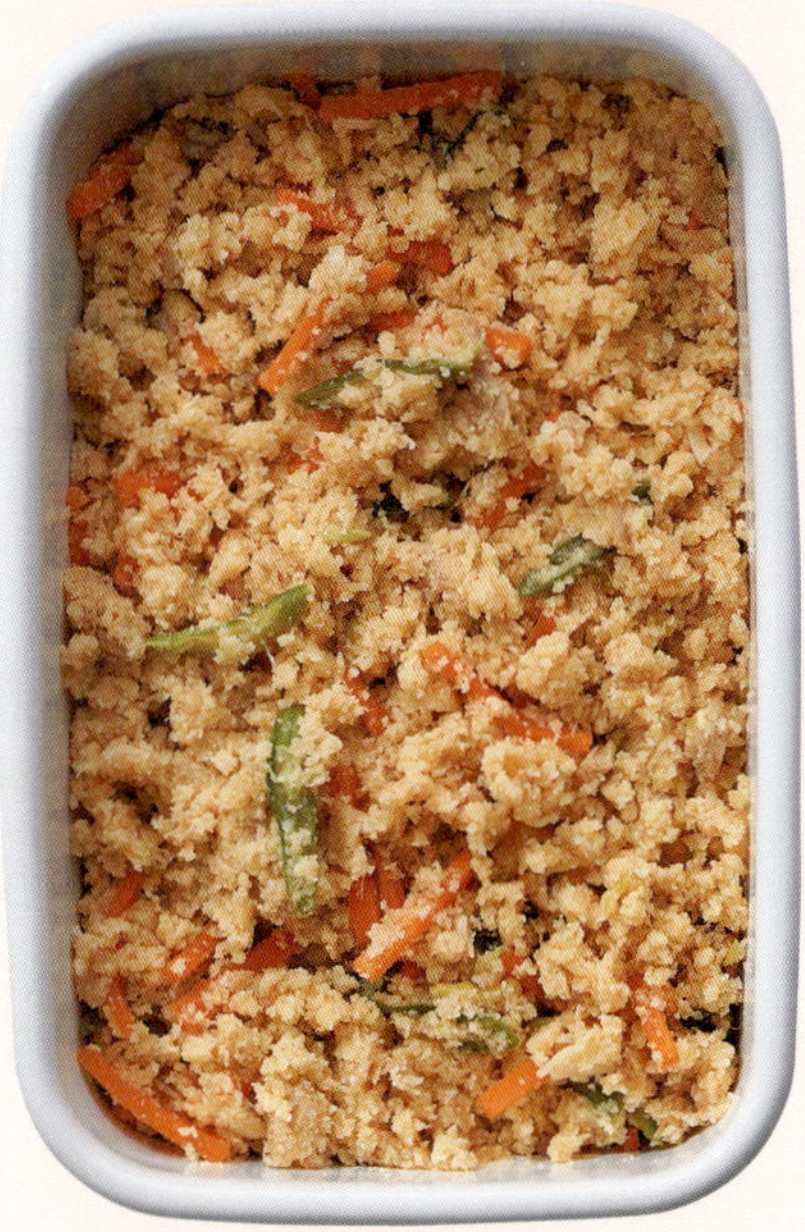

ツナ缶でうまみをプラス

卵の花

冷蔵保存約3日

材料（4人分）

おから……150g　**にんじん**……1/4本
いんげん……3本　長ねぎ……10cm
ツナ缶（ノンオイル）……1缶（缶汁含む）

A
- みりん……大さじ1～2
- しょうゆ・酒……各大さじ1
- 砂糖……小さじ1/2　塩……小さじ1/3
- 水……200ml

溶き卵……1個分　お好みの油……大さじ1

作り方

① 耐熱容器におからを入れ、ふんわりとラップをかけて600Wの電子レンジで3分加熱する。

② にんじんはせん切り、いんげんは斜め薄切り、長ねぎは縦半分に切ってから小口切りにする。

③ 大きめのフライパン（または鍋）に油を熱し、②を入れて全体がしんなりするまで中弱火で炒める。①、ツナ缶、Aを加え、4～5分加熱する。味がなじんだら溶き卵を加えてすぐに混ぜ、塩適量（分量外）で味をととのえる。

1人分　123kcal　塩分1.1g

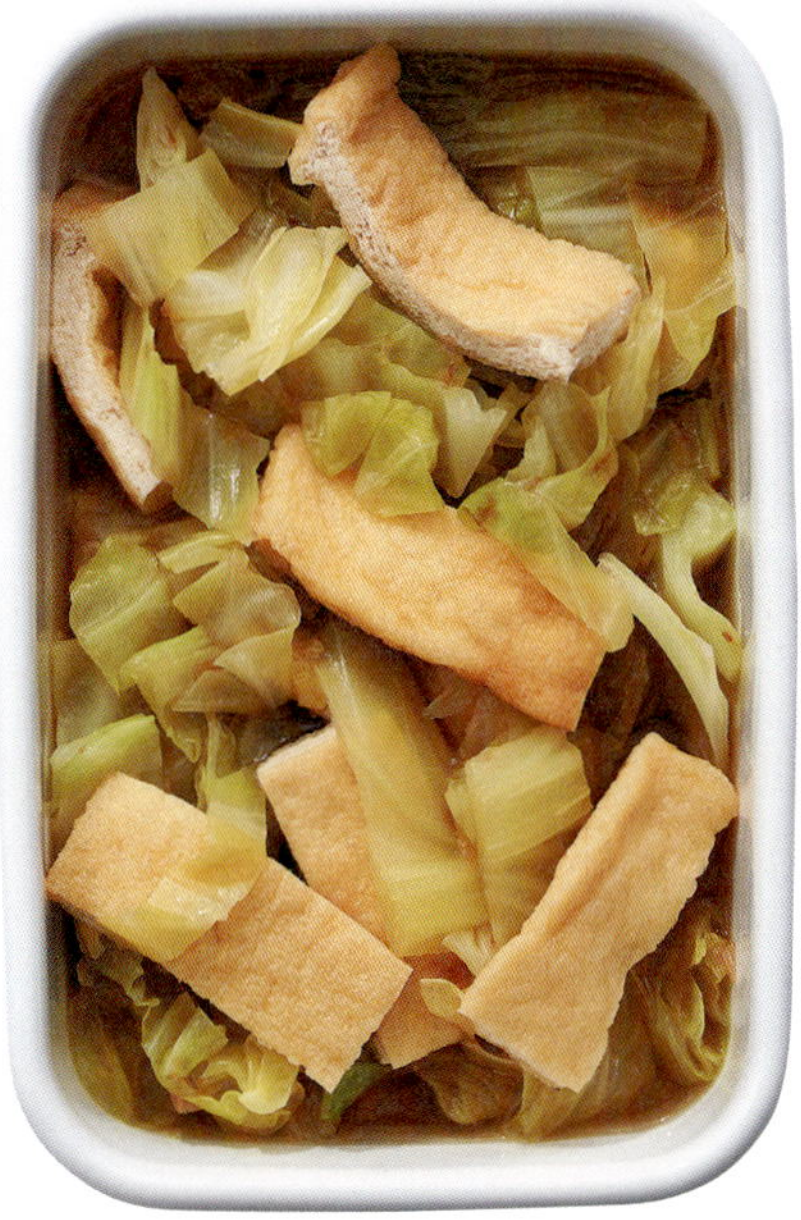

定番の副菜も抗がん効果あり

油揚げとキャベツの煮びたし

冷蔵保存約3日

材料（4人分）

油揚げ……2枚
キャベツ……1/4個（約300g）

A
- みりん・酒……各大さじ1
- しょうゆ・顆粒だし……各小さじ2
- 水……400ml

削り節・ごま油……各適量

作り方

① 油揚げは短冊切り、キャベツは細切りにする。

② フライパンにごま油を熱し、①を入れ、中火でサッと炒める。Aを加え、水分が半分に減るまで煮て、削り節を加える。

1人分　103kcal　塩分1.1g

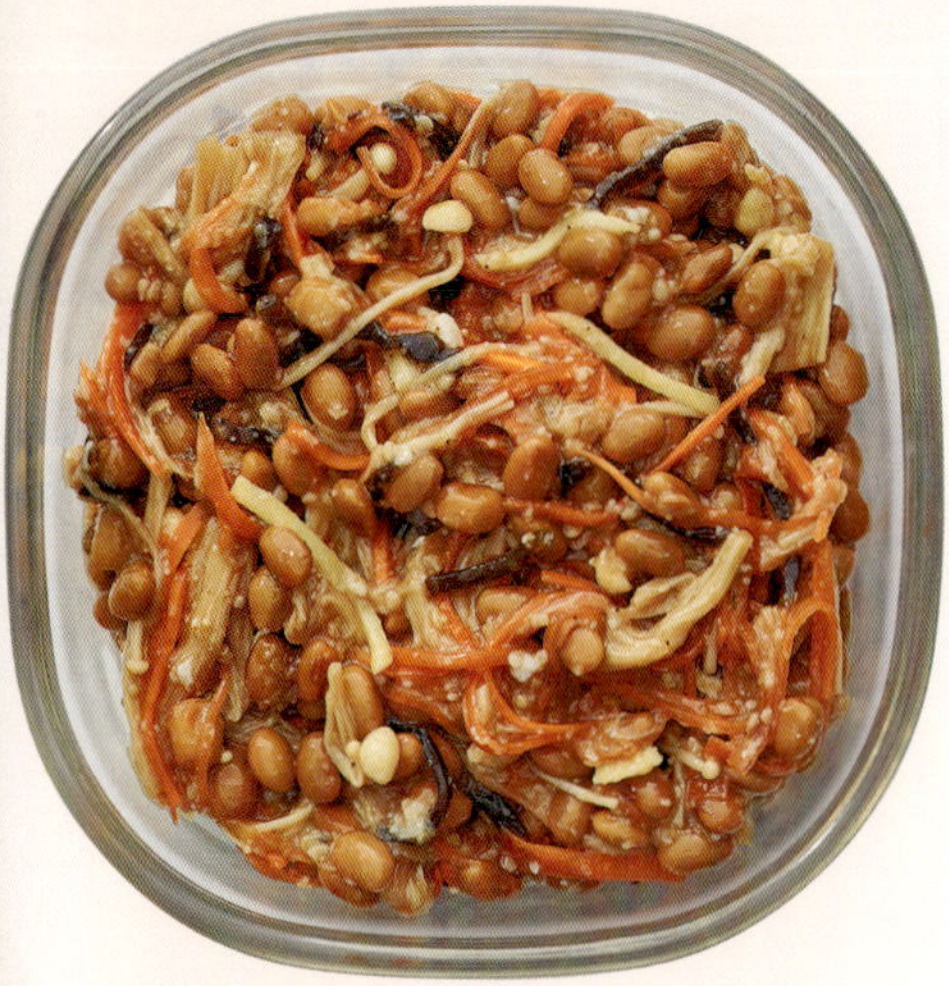

納豆にひと手間加えて
抗がん効果アップ

塩麹納豆

冷蔵保存約3日

材料（4人分）

納豆……3パック
にんじん……1/3本
えのきだけ……100g
みりん……大さじ1
しょうが（せん切り）……1かけ分
A 塩麹……大さじ2
A 白すりごま・塩昆布……各大さじ1

作り方

① にんじんは細切りにする。えのきは石づきを落とし、4cm長さに切る。

② 耐熱容器に①、みりんを入れ、ふんわりとラップをかけて600Wの電子レンジで1分30秒加熱し、粗熱をとる。

③ 保存容器に納豆、②、しょうが、Aを入れ、よく混ぜ合わせる。

1人分 132kcal 塩分1.5g

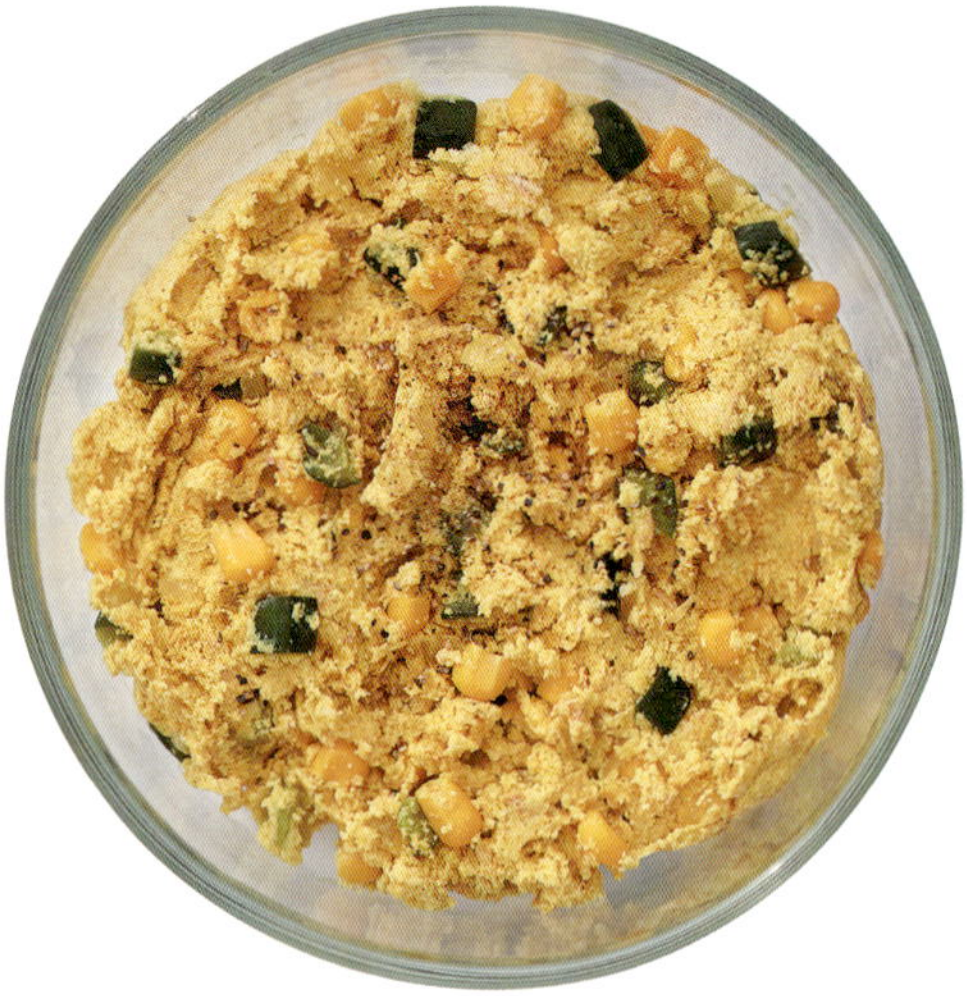

ヨーグルトとマヨネーズでしっとり

カレーおから

冷蔵保存約3日

材料（4人分）

おから……100g
玉ねぎ……1/3個
きゅうり……1/3本
コーン（粒）……50g
ツナ缶（ノンオイル）……1缶（缶汁含む）
A プレーンヨーグルト（無糖）……大さじ3
A マヨネーズ……大さじ2
A カレー粉……大さじ1
A 塩……小さじ1/4
A 粗びき黒こしょう……適量

作り方

① 玉ねぎはみじん切りにして耐熱容器に入れ、ほぐしたおからを加え、ふんわりとラップをかけて600Wの電子レンジで3分加熱する。

② きゅうりは7～8mmの角切りにし、軽く塩（分量外）をふってもみ、水けをきる。

③ ①の粗熱がとれたら、②、コーン、ツナ缶、Aを加えてよく混ぜる。

1人分 103kcal 塩分0.7g

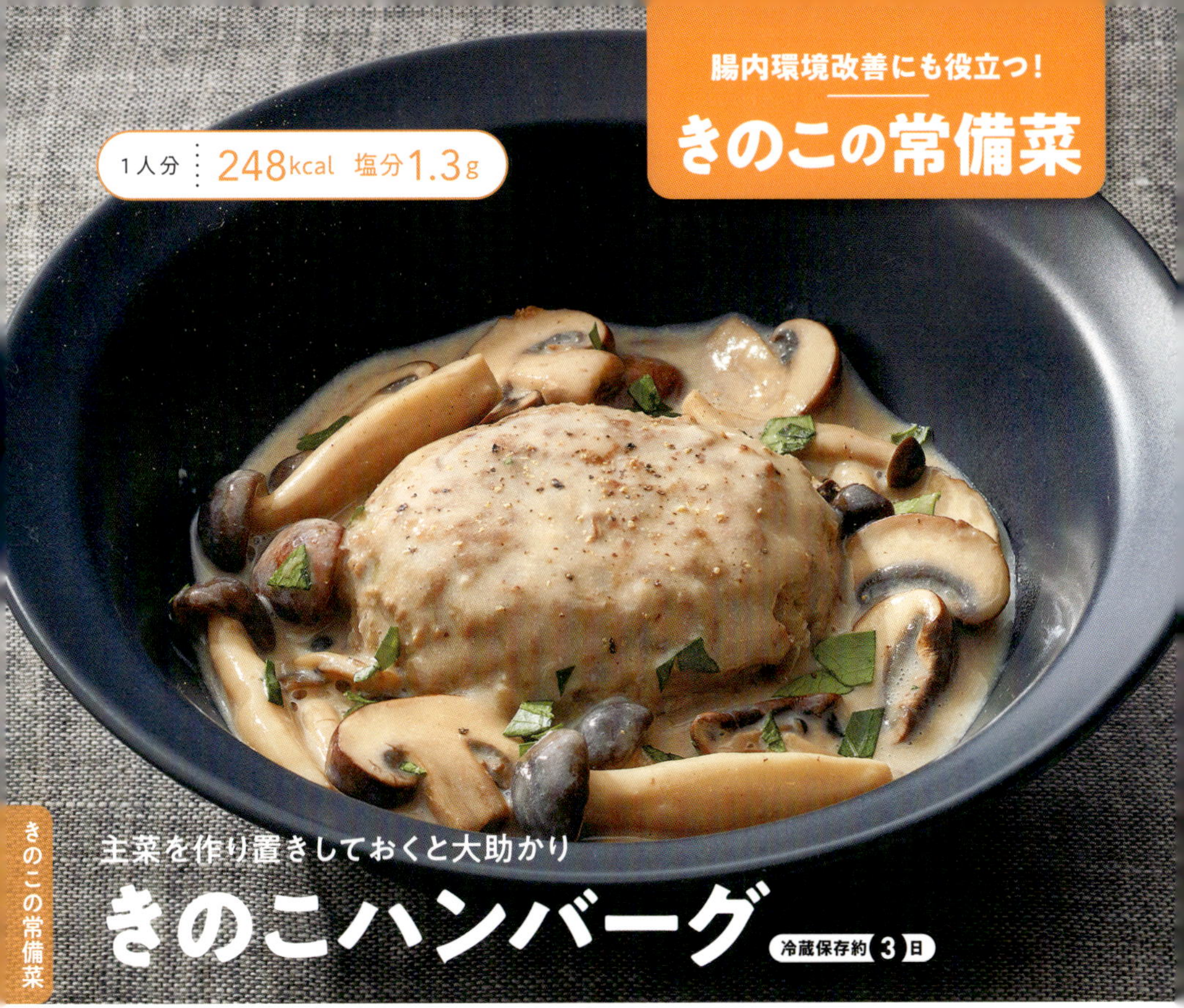

1人分 248kcal 塩分1.3g

主菜を作り置きしておくと大助かり

きのこハンバーグ

冷蔵保存約3日

材料（4人分）

合いびき肉……300g
玉ねぎ……$\frac{1}{2}$個
きのこ（マッシュルーム、しめじ）
……合わせて200g
A
- 塩……小さじ$\frac{1}{2}$
- ナツメグ・こしょう……各少々

木綿豆腐……$\frac{1}{3}$丁（100g）
小麦粉……大さじ1
牛乳……150ml
片栗粉……大さじ$\frac{1}{2}$
塩・粗びき黒こしょう……各適量
お好みの油……適量

作り方

1. 玉ねぎはみじん切りにする。マッシュルームは7～8mm幅に切り、しめじは石づきを落としてほぐす。
2. ボウルにひき肉、Aを入れてよく混ぜる。玉ねぎ、豆腐、小麦粉を加えて混ぜ、4等分にして成形する。
3. フライパンに油を熱し、②を入れて中弱火で両面に焼き色をつけたら水100mlを加え、ふたをして中火で3～4分蒸し焼きにし、一度取り出す。
4. ③のフライパンに①のきのこ、牛乳、塩ふたつまみを加え、中弱火で水分が半分ぐらいになるまで煮詰める。
5. 片栗粉を倍量の水で溶いて加え、混ぜながらとろみがつくまで煮る。塩適量、黒こしょうで味をととのえ、ハンバーグをもどし入れ、ソースをからめる。お好みでイタリアンパセリ（分量外）をちらす。

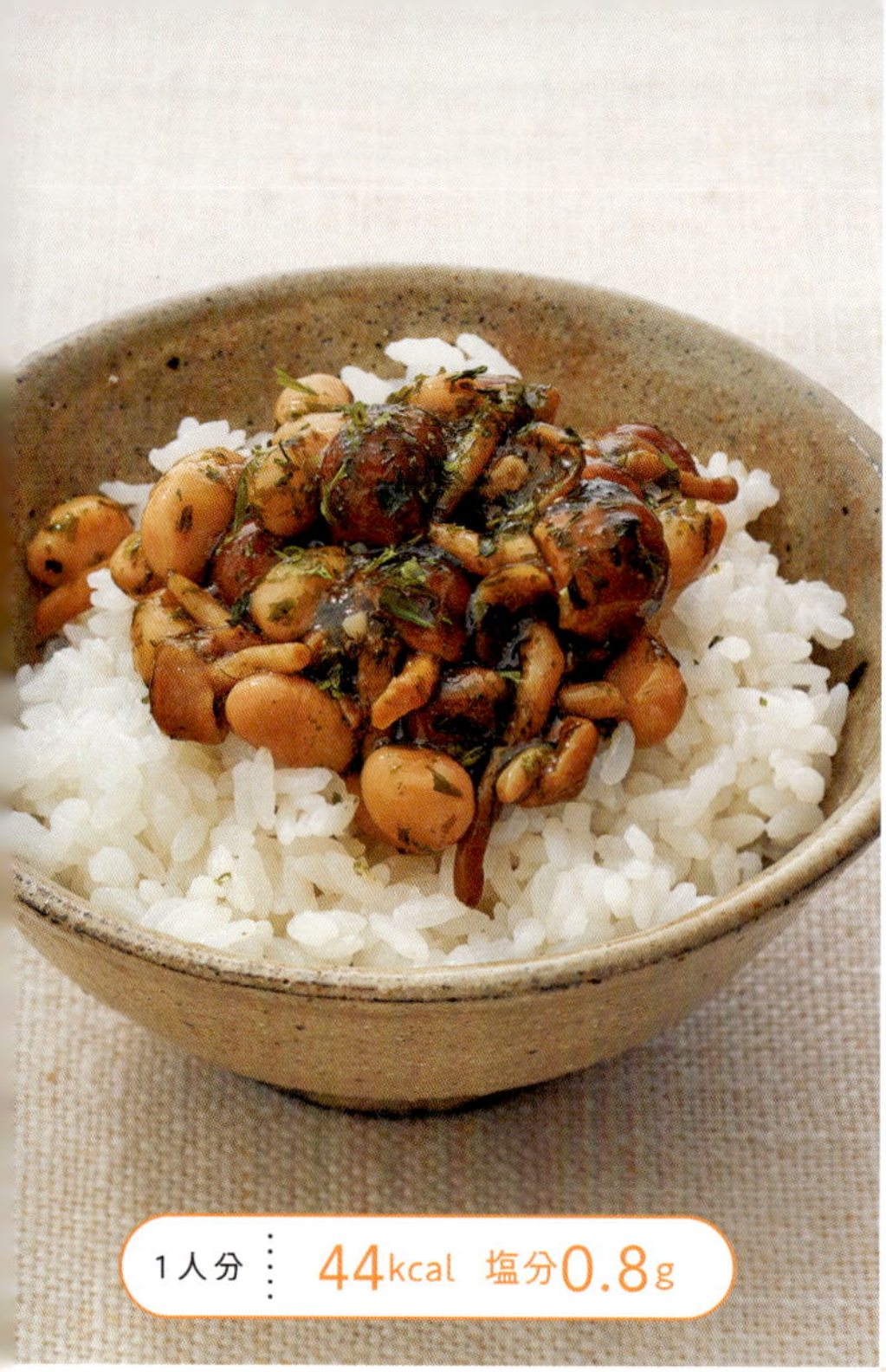

1人分 ⋮ 44kcal 塩分0.8g

ご飯によくあう作り置き

なめこと大豆の磯辺あえ

冷蔵保存約3日

材料（4人分）

なめこ……1袋
大豆（水煮）……50g
しょうゆ……大さじ1
みりん……大さじ1と½
青のり……小さじ1

作り方

① 鍋に青のり以外の材料を入れ、水50mlを加えて中火にかける。水分が少なくなったら火を止め、粗熱がとれたら青のりを加えて混ぜ合わせる。

プリプリ食感でおつまみにもぴったり

きくらげのごまからしあえ

冷蔵保存約3日

材料（4人分）

きくらげ（乾燥）……15g
A
- 白すりごま……大さじ2
- しょうゆ……大さじ1と½
- 練りがらし……大さじ½

作り方

① きくらげは水でもどし、石づきを落として食べやすい大きさに切る。沸かした湯で30秒ほどゆで、湯をきって粗熱をとる。

② ボウルにAを入れて混ぜ、①を加えてあえる。

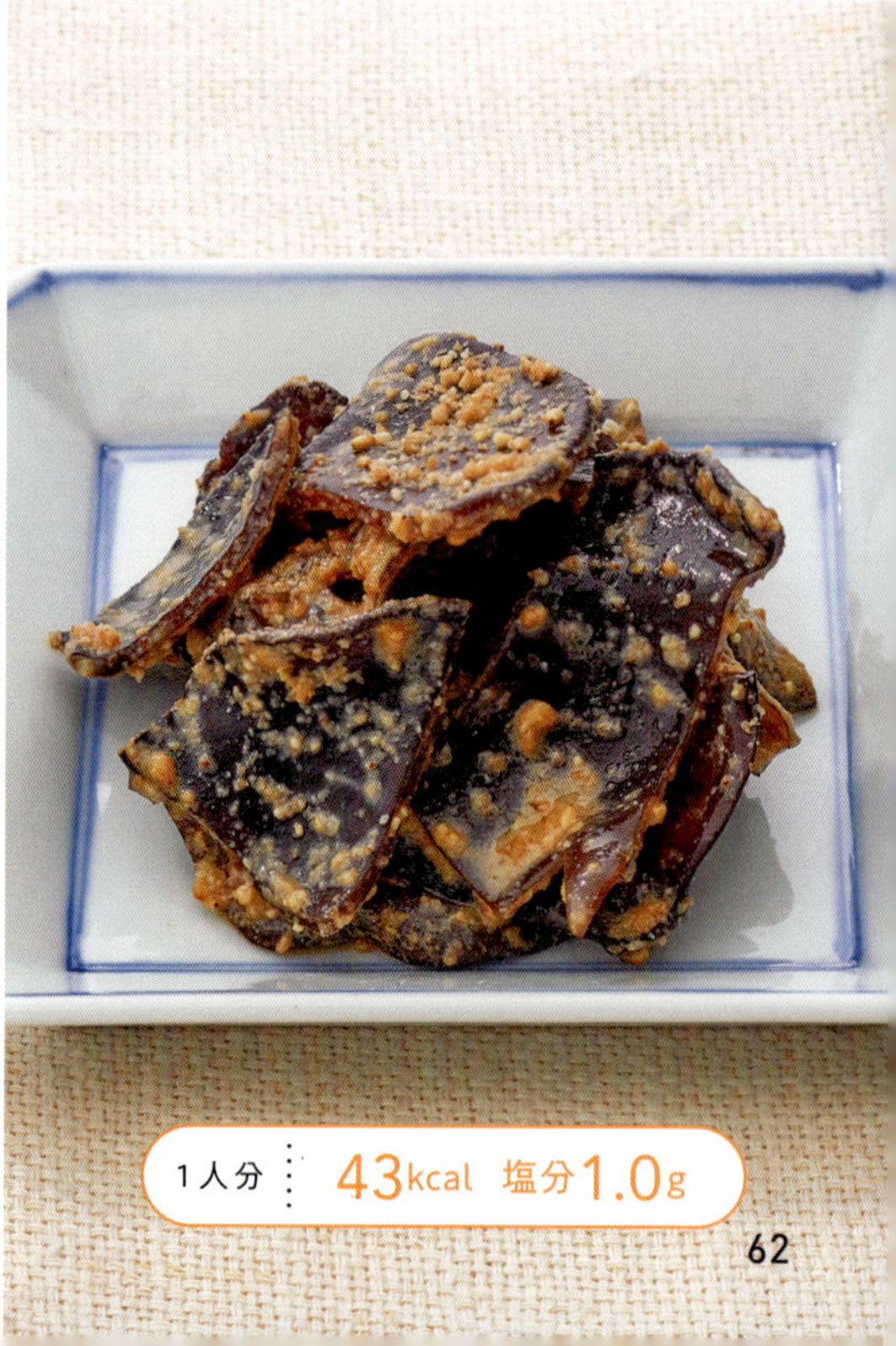

1人分 ⋮ 43kcal 塩分1.0g

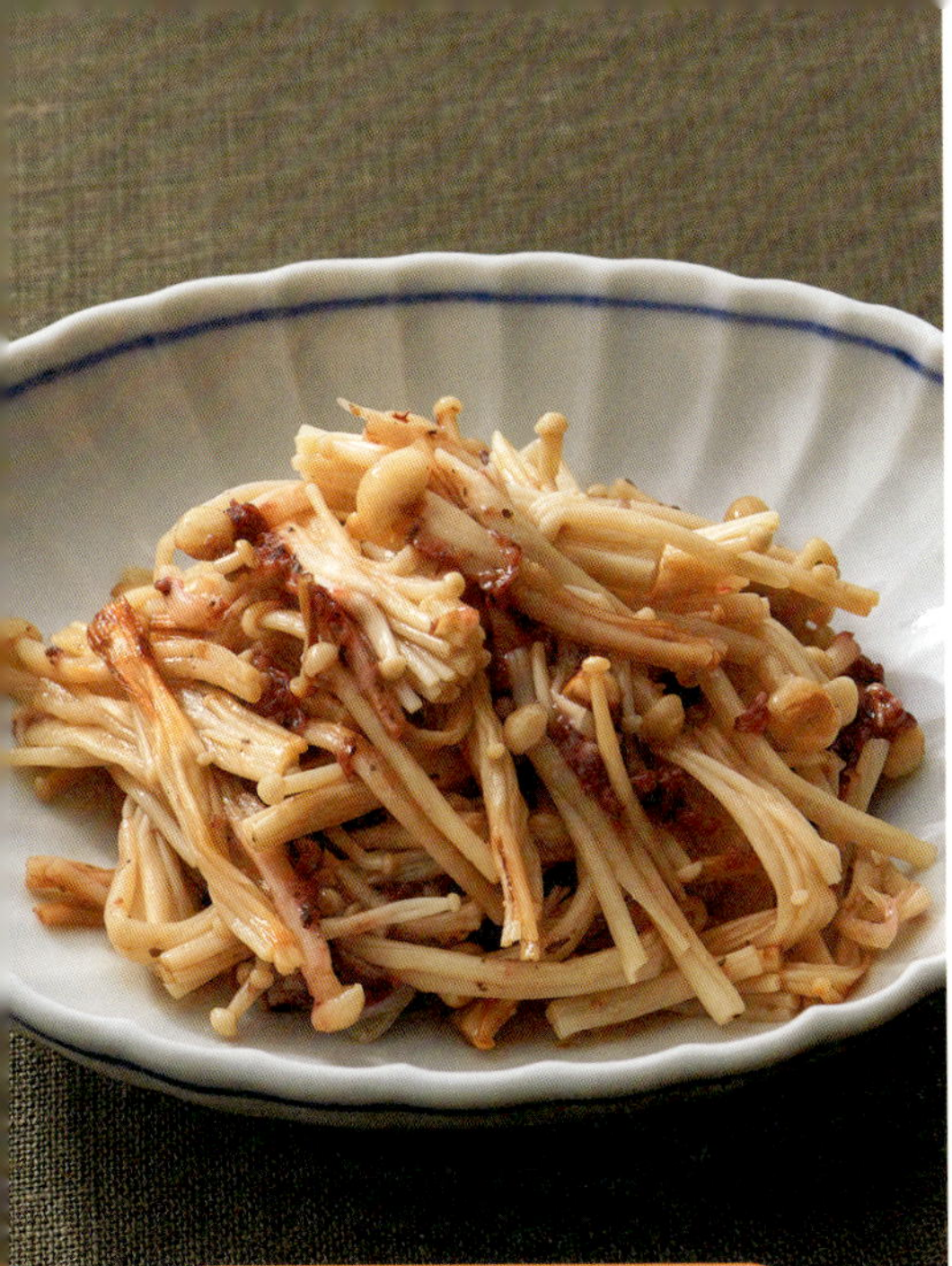

1人分 30kcal 塩分0.9g

なめたけはレンチンで作れる

えのき梅なめたけ

冷蔵保存約3日

材料（4人分）

えのきだけ……200g

A
- みりん……大さじ1
- 昆布（1cm角）……1枚
- 塩……ひとつまみ

梅肉……小さじ1と1/2

作り方

① えのきは石づきを落としてほぐす。

② 耐熱容器に①、Aを入れ、ふんわりとラップをかけて600Wの電子レンジで1分加熱し、ラップをはずして30秒加熱する。粗熱がとれたら梅肉を加えてあえる。

マヨネーズとごまの風味がよく合う

きのこマヨきんぴら

冷蔵保存約3日

材料（4人分）

きのこ（まいたけ、しめじ）……合わせて100g

玉ねぎ……1個

塩……適量

A
- マヨネーズ……大さじ1
- しょうゆ・みりん……各小さじ1

白いりごま……適量

ごま油……適量

作り方

① きのこは石づきを落としてほぐす。玉ねぎは薄切りにする。

② フライパンにごま油を熱し、①を入れて塩をふり、焼きつける。Aを加えてからめ、白ごまをふる。

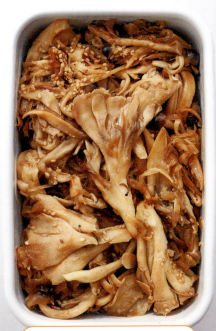

1人分 56kcal 塩分0.5g

基本

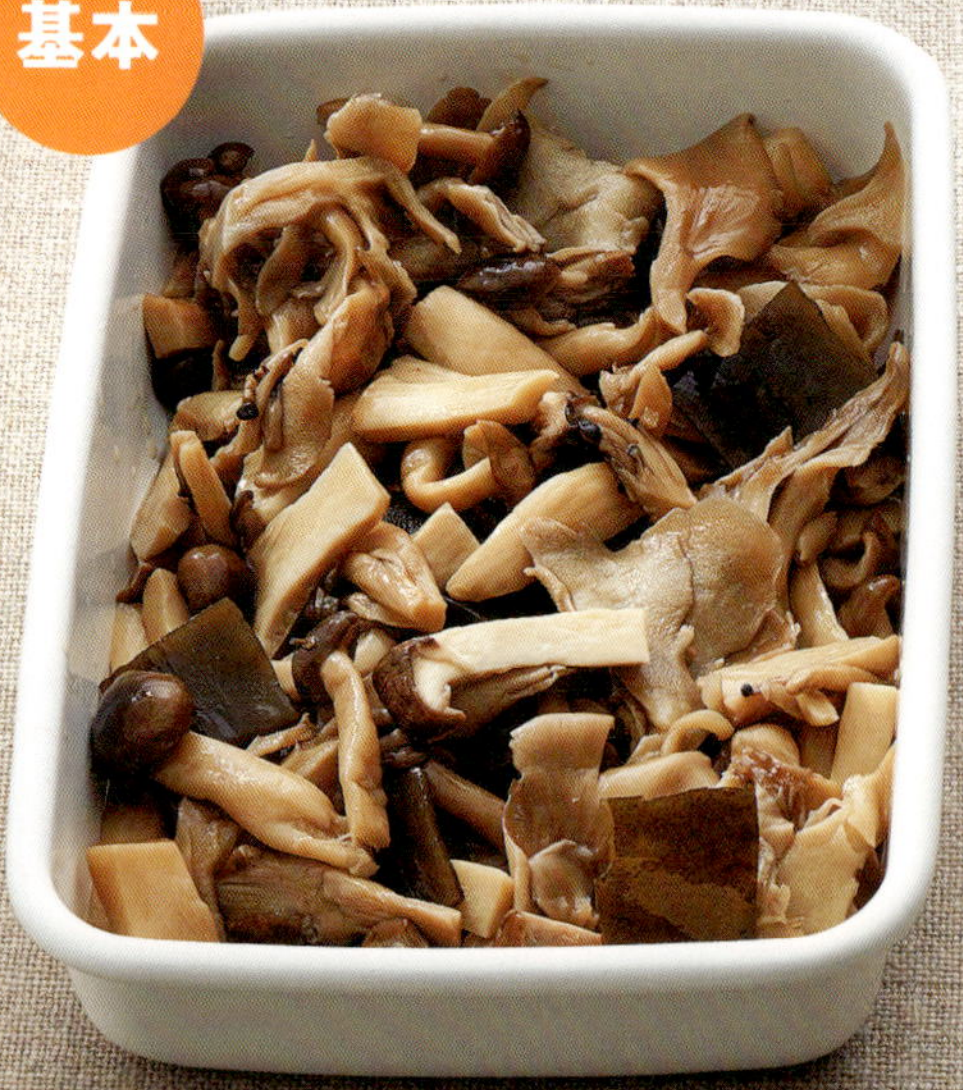

使うきのこはお好みでOK

きのこのうま煮

冷蔵保存約3日

材料（4人分）

きのこ（しめじ、エリンギ、まいたけなど）
……合わせて300g
昆布（3cm角）……1枚
塩……小さじ1/3
しょうゆ……小さじ1

作り方

1. きのこは石づきを落とし、食べやすい大きさに切る。昆布はキッチンばさみで小さく切る。
2. 鍋に①、水大さじ4、塩を入れて軽く混ぜ、ふたをして中弱火にかける。沸騰したら3分ほどして火を止め、しょうゆを加えて混ぜる。

1人分　21kcal　塩分0.7g

アレンジ1

ゆでたほうれん草とあえれば完成

きのことほうれん草のおひたし

冷蔵保存約3日

1人分　21kcal　塩分0.8g

材料（2人分）

きのこのうま煮
……大さじ4（約80g）
ほうれん草（ゆでたもの）
……2～3株
しょうゆ・酒……各少々

作り方

1. ほうれん草は食べやすい大きさに切り、きのこのうま煮（だし少々も含む）とあえ、しょうゆ、酒を加えて味をととのえる。

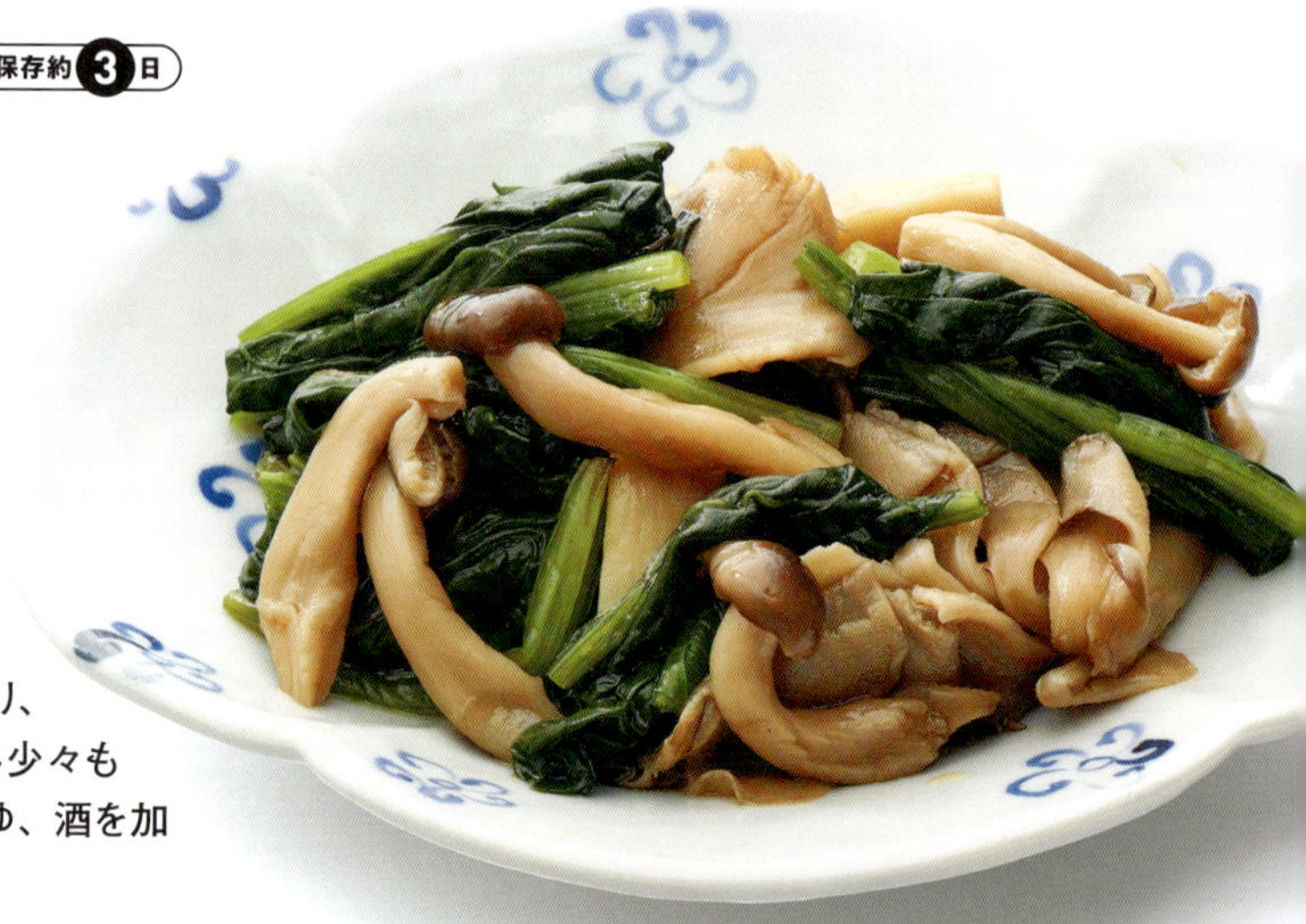

アレンジ②

おいしい主菜もあっという間にできる

きのことえびのオイル煮

冷蔵保存約3日

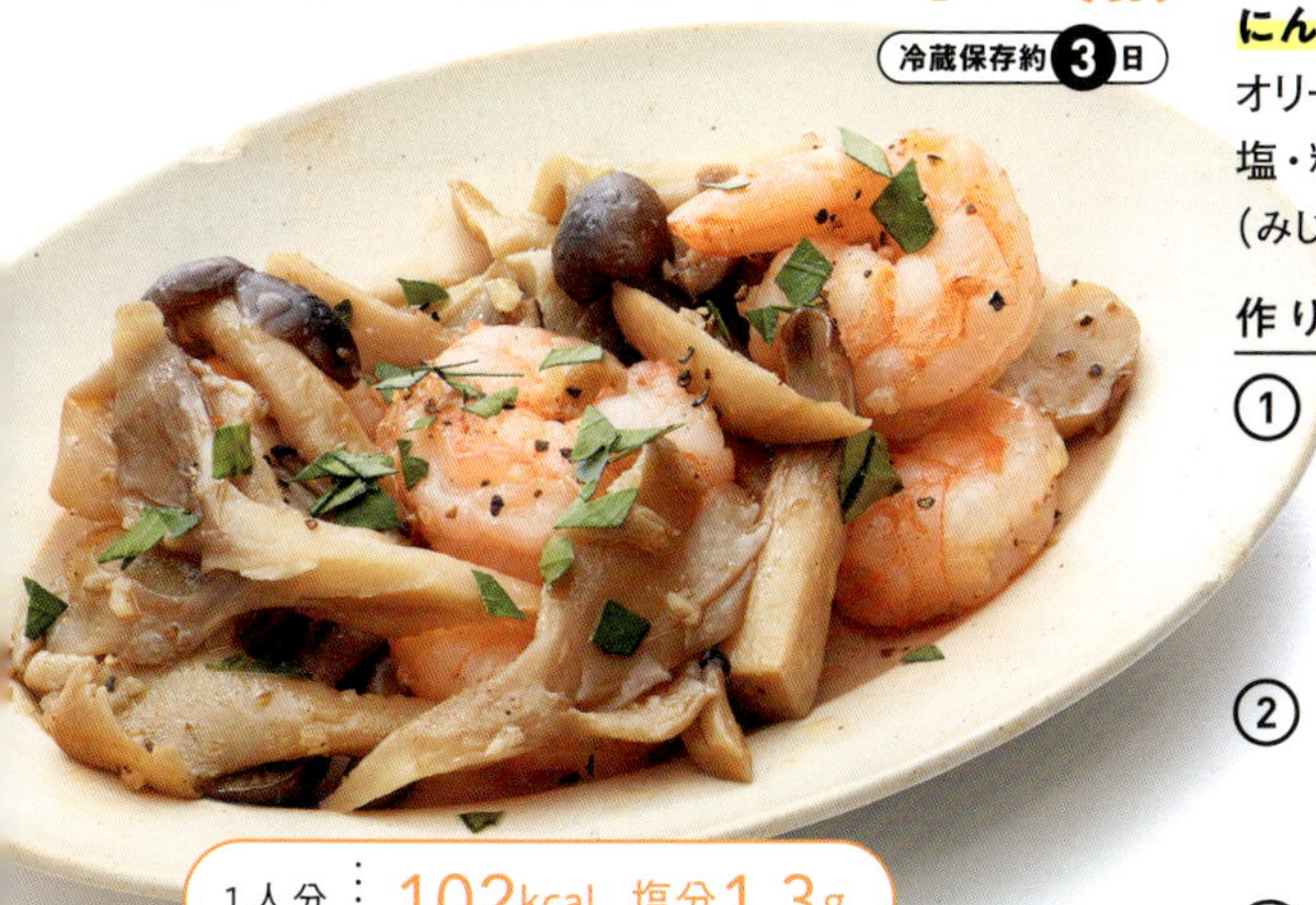

1人分 102kcal 塩分1.3g

材料（2人分）

きのこのうま煮……大さじ4（約80g）
むきえび……8尾
にんにく（みじん切り）……1/2片分
オリーブオイル……大さじ1/2
塩・粗びき黒こしょう・イタリアンパセリ（みじん切り）……各適量

作り方

① フライパンにオリーブオイル、にんにくを入れて弱火にかけ、香りが立ったらえびを加え、強火にして炒める。

② きのこのうま煮を加え、ひと煮立ちしたら火を止め、塩、黒こしょうで味をととのえる。

③ 器に盛り、パセリを散らす。

アレンジ③

あつあつのあんで身体があたたまる

油揚げときのこのあんかけご飯

冷蔵保存約3日

材料（2人分）

きのこのうま煮……大さじ4（約80g）
ごぼう……15cm　**油揚げ**……1/2枚
みつば……2本
片栗粉……小さじ1　ご飯……1杯（180g）
A［ みりん・白だし（市販）……各大さじ1

1人分 362kcal 塩分1.6g

作り方

① ごぼうはささがきにする。油揚げは細切りにし、みつばは2cm長さに切る。

② 鍋にごぼうと水120mlを入れ、ふたをして中弱火にかける。ごぼうがやわらかくなったら、きのこのうま煮、油揚げ、Aを加えて1～2分煮る。片栗粉を倍量の水で溶いて加え、混ぜながらとろみをつける。

③ 器にご飯を盛り、②をのせ、みつばを散らす。

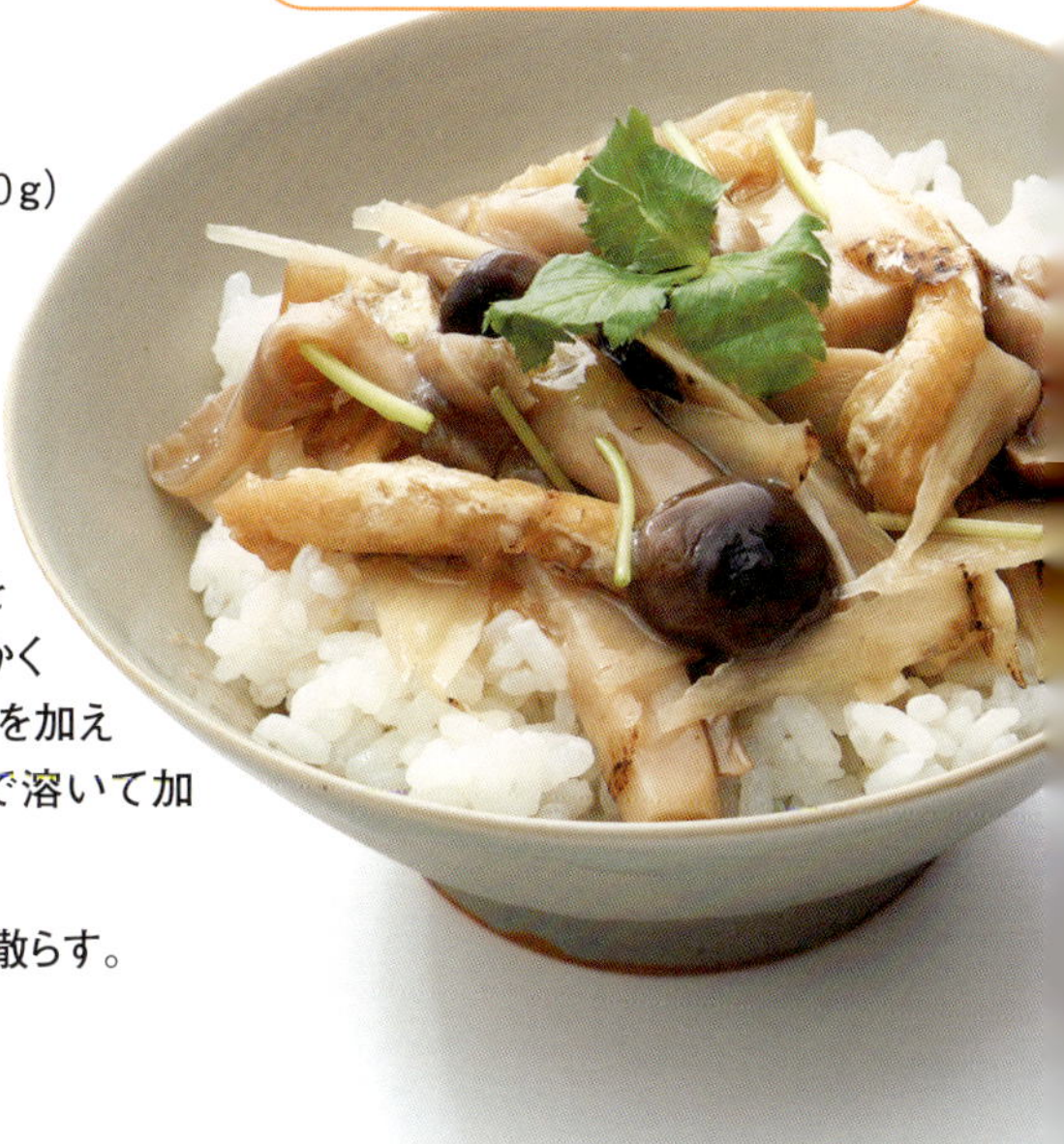

1人分 44kcal 塩分2.2g

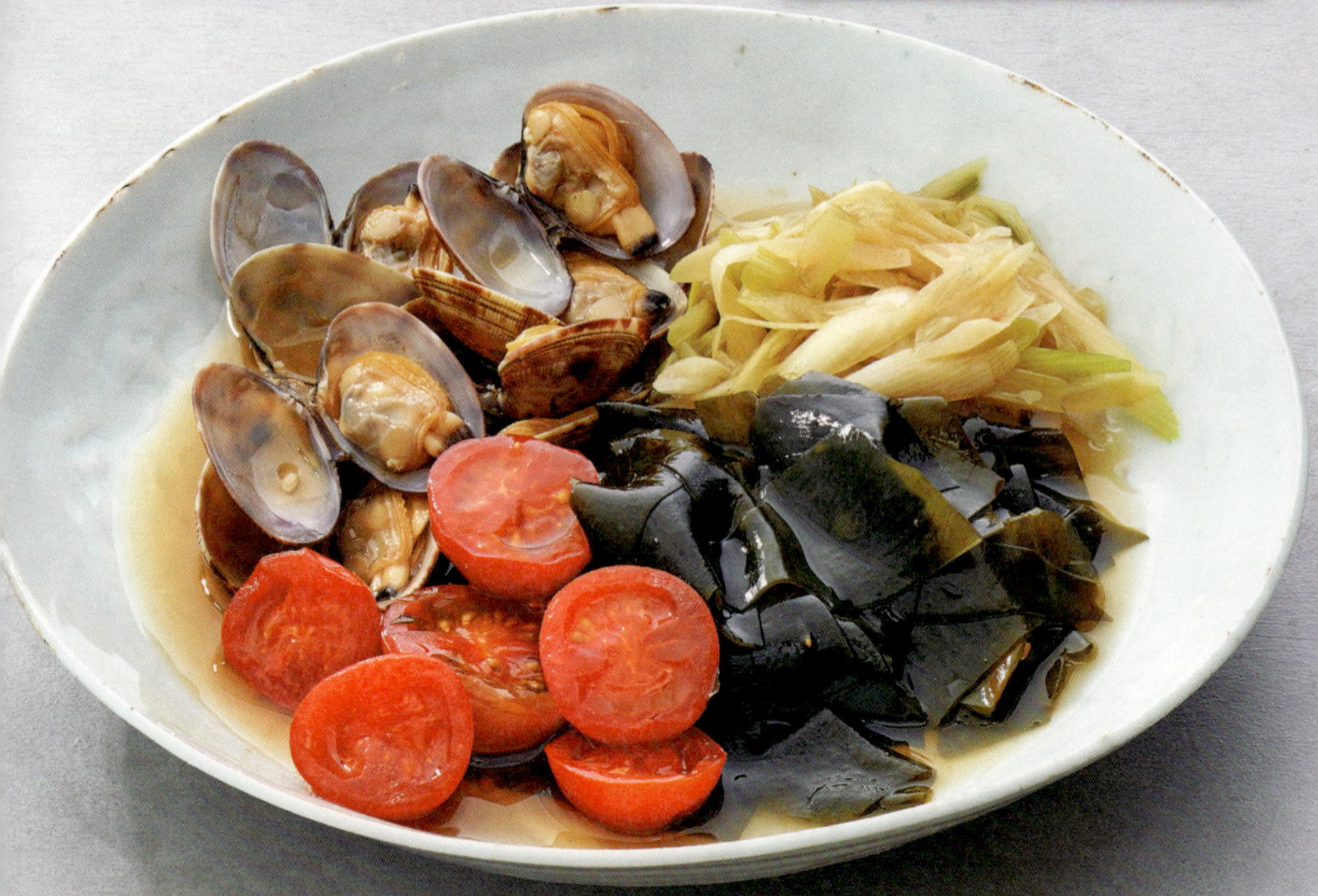

貝とトマトでうまみ倍増
あさりとトマトのさっぱり煮

冷蔵保存約3日

材料（4人分）

わかめ（塩蔵）……80g
あさり（砂抜き済み）……200g
ミニトマト……8個
長ねぎ……1本
酒……大さじ2
A
- だし汁……250ml
- 薄口しょうゆ……大さじ1
- 塩……小さじ$\frac{1}{3}$

ポン酢・オリーブオイル・レモン
……各適量

作り方

1. わかめは水でもどし、食べやすく切って水けをきる。あさりは殻をこすり合わせて洗う。ミニトマトは半分に切り、長ねぎは縦半分に切ってから斜め薄切りにする。
2. 鍋にあさりと酒を入れ、ふたをして中火にかける。あさりの口が開いたら一度取り出す。
3. ②の鍋にAを入れてひと煮立ちさせ、わかめ、ミニトマト、長ねぎを入れ、3～5分ほど中弱火で煮て、あさりをもどし入れる。
4. 食べるときにお好みでポン酢、オリーブオイルをかけ、レモンを絞る。

1人分 67kcal 塩分1.1g

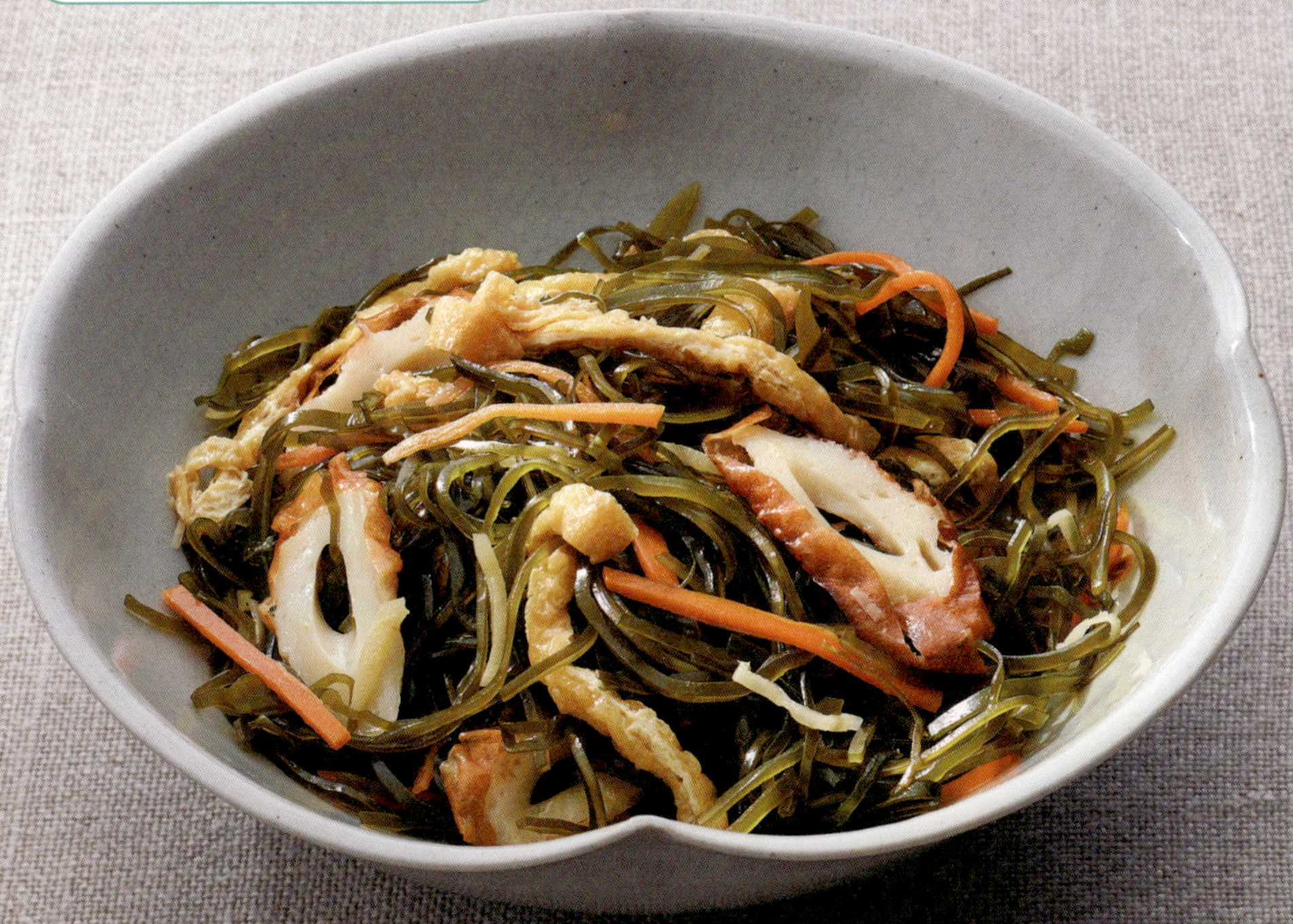

昆布たっぷりの沖縄の郷土料理

クーブーイリチー

冷蔵保存約3日

材料（4人分）

切り昆布……200g
にんじん……$\frac{1}{3}$本
油揚げ……1枚
ちくわ……1本
A
- みりん……大さじ2
- めんつゆ（3倍濃縮）……大さじ1
- しょうが（せん切り）……1かけ分

ごま油……小さじ1

作り方

① 切り昆布は食べやすい長さに切る、にんじんはせん切り、油揚げは細切り、ちくわは1cm幅の斜め切りにする。

② フライパンにごま油を熱し、①を入れて中火で全体がしんなりするまで炒める。Aを加え、水分が飛ぶまで炒め煮にする。

ワンポイント

切り昆布は「刻み昆布」とも言い、生タイプはスーパーの鮮魚コーナーなどに売っています。乾燥タイプも便利ですよ

1人分 21kcal 塩分0.5g

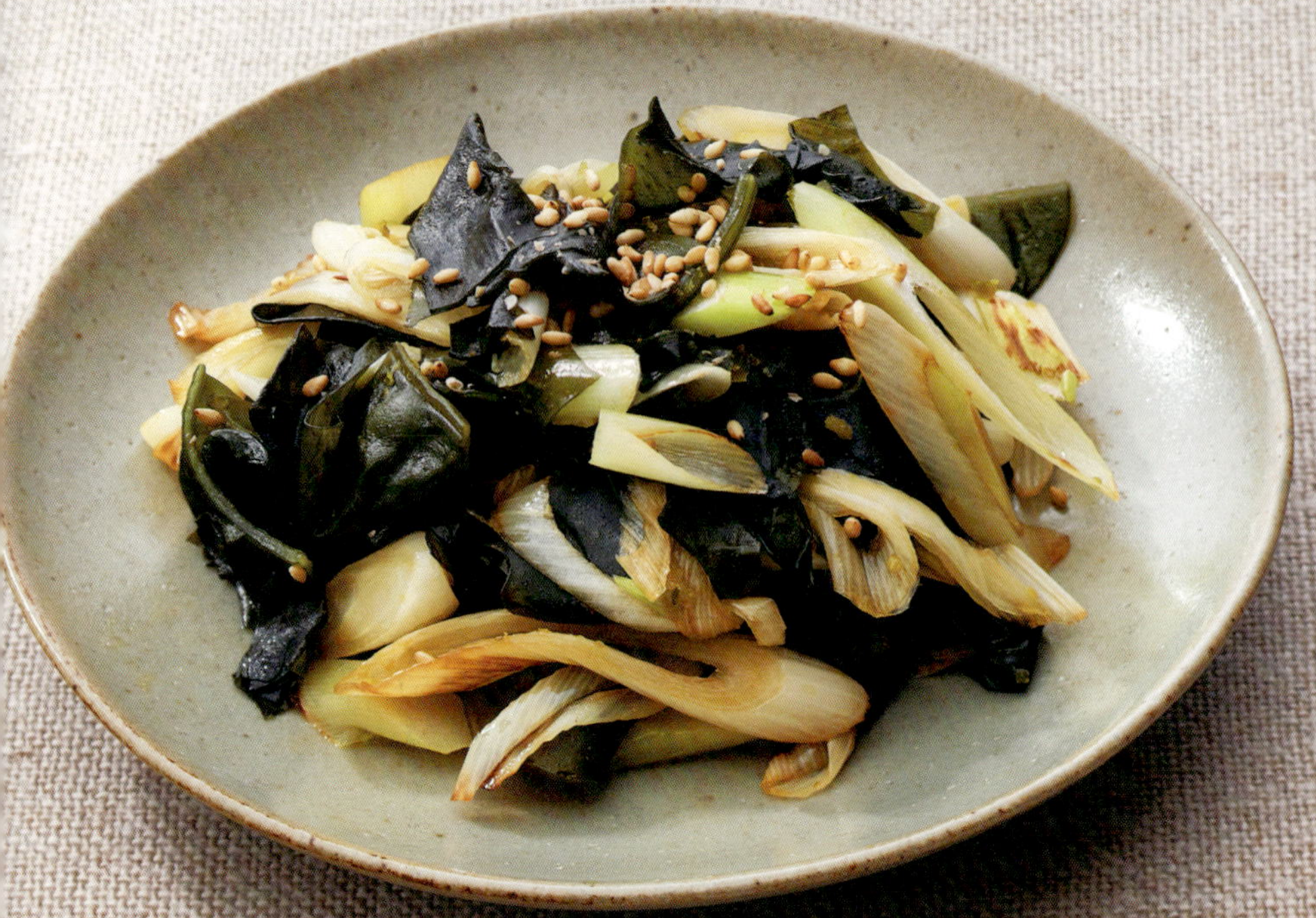

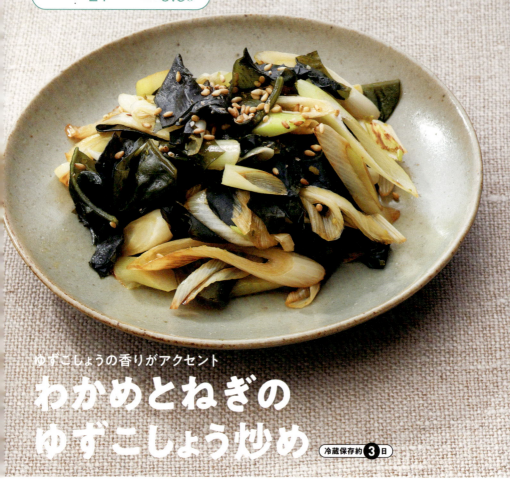

ゆずこしょうの香りがアクセント

わかめとねぎの ゆずこしょう炒め

冷蔵保存約3日

材料（4人分）

わかめ（塩蔵）……80g
長ねぎ……$\frac{1}{2}$本
ポン酢……小さじ1
ゆずこしょう……適量
オリーブオイル……小さじ1
白いりごま……少々

作り方

① わかめは水でもどし、しっかりと水けを絞ってひと口大に切る。長ねぎは斜め薄切りにする。

② フライパンにオリーブオイルを熱し、①を入れて中火で長ねぎがしんなりするまで炒める。ポン酢を加えて火を止め、ゆずこしょうを加えて混ぜる。

③ 器に盛り、白ごまを散らす。

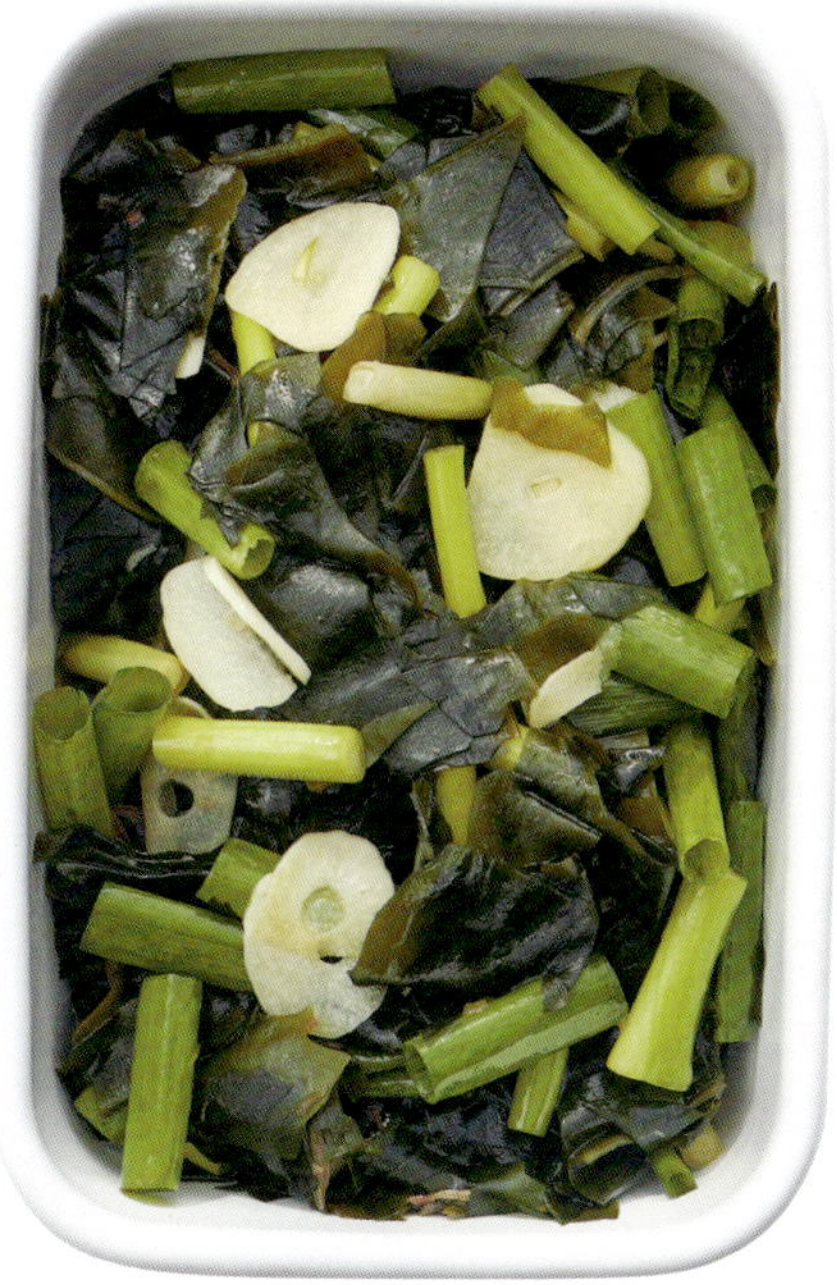

シンプルな味付けで飽き知らず

わかめナムル

冷蔵保存約3日

材料（4人分）

カットわかめ（乾燥）……20g
にんにく……3片
A［万能ねぎ（3cm長さに切る）……1束分
　ポン酢……大さじ2
ごま油……適量

作り方

① わかめは水でもどし、水けをきる。にんにくは薄切りにする。

② フライパンにごま油を熱し、①を入れ、中火でわかめが緑色になるまで炒める。

③ ボウルにAを合わせ、②を加えてあえる。

1人分　34kcal　塩分1.8g

刻んだ野菜をあえた山形の郷土料理をアレンジ

めかぶのだし

冷蔵保存約3日

材料（4人分）

めかぶ（味のついていないもの）……100g
きゅうり……1本
みょうが……2個
青じそ……5枚
しょうが……1かけ
A［しょうゆ……約大さじ1（好みで調整）
　みりん……小さじ2
　削り節……約1g

作り方

① きゅうり、みょうが、青じそは粗みじん切りにし、しょうがはみじん切りにする。

② 保存容器にめかぶ、①、Aを入れてよく混ぜる。

1人分　19kcal　塩分0.4g

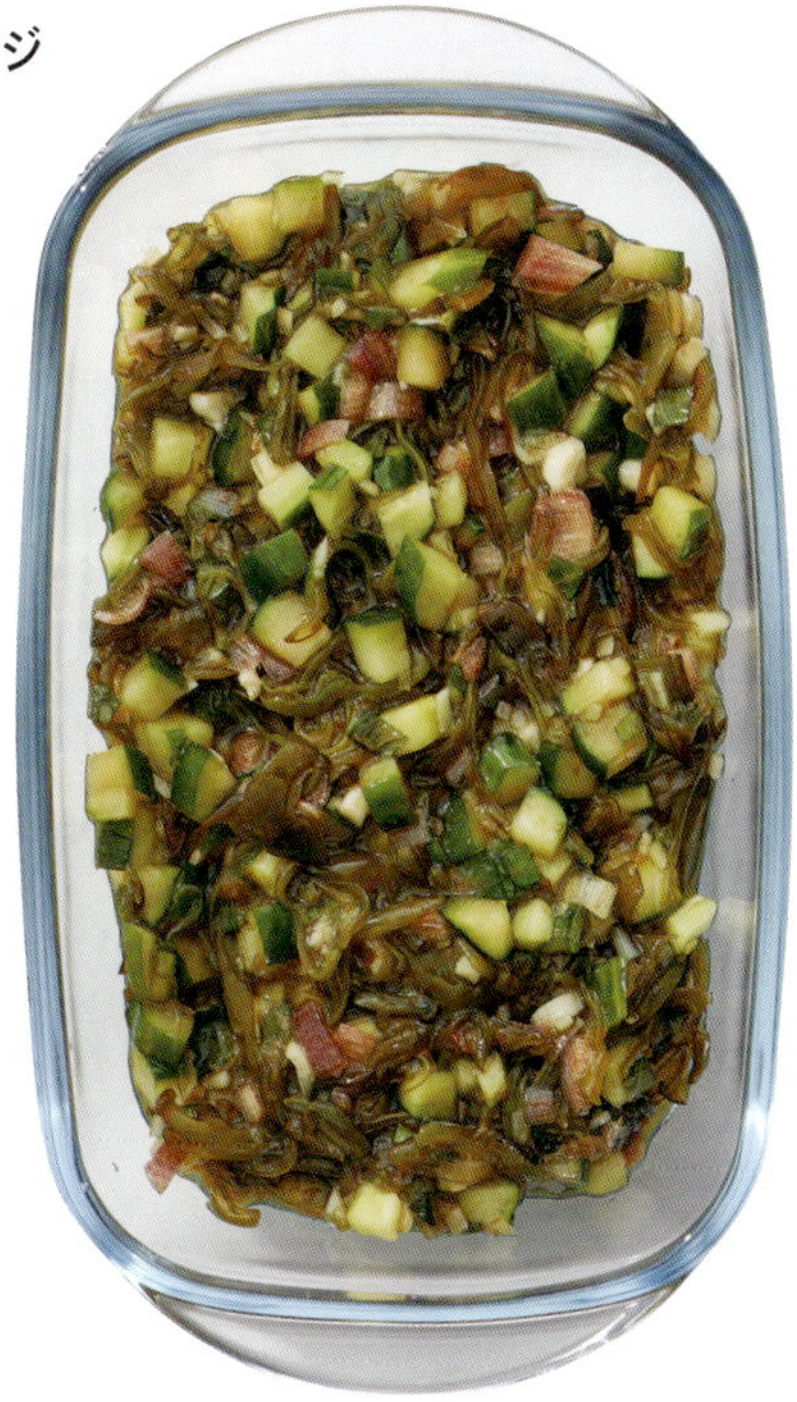

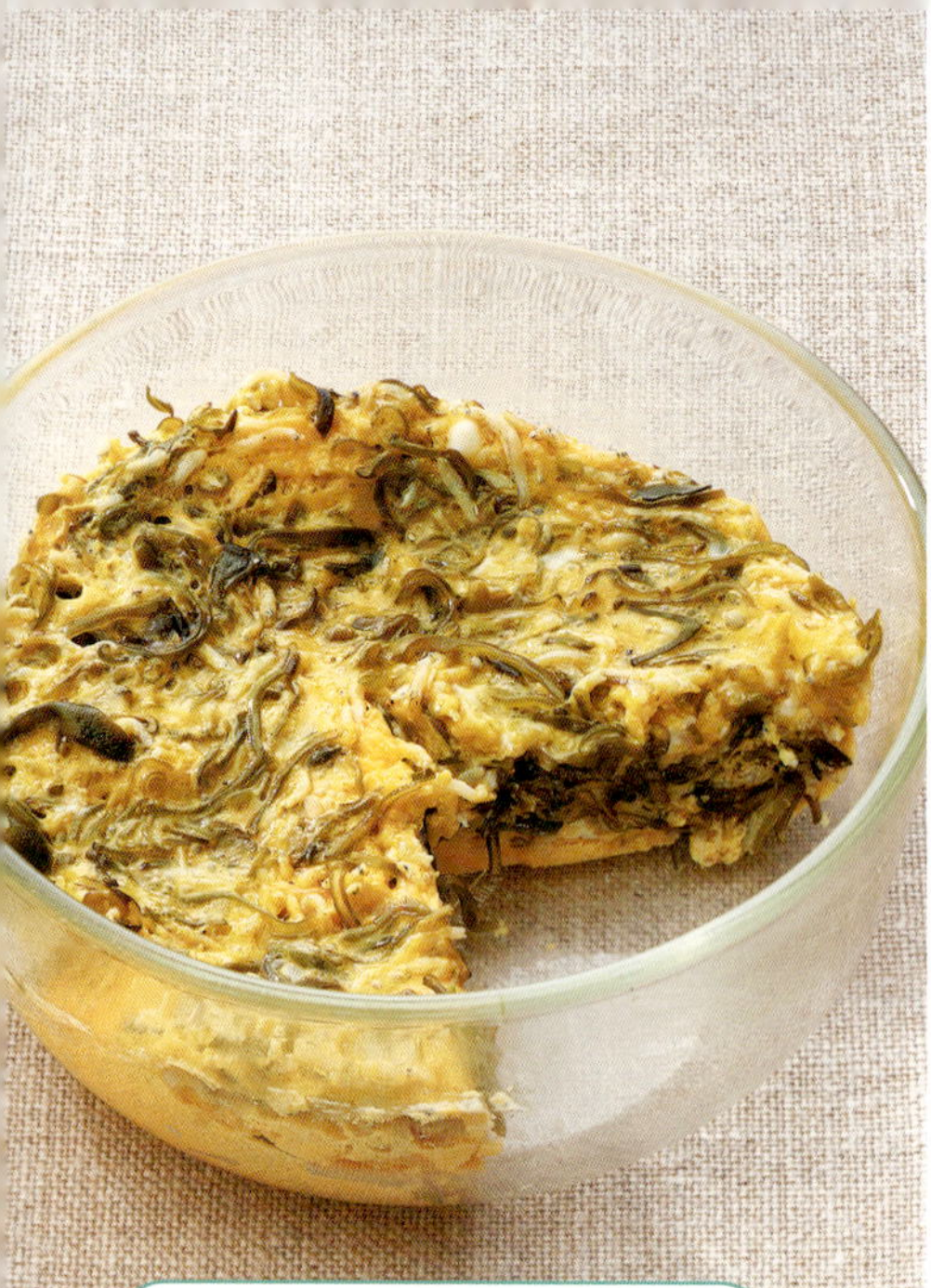

1人分 80kcal 塩分0.8g

食べるときにレンチンしてもおいしい

めかぶオムレツ

冷蔵保存約3日

材料（4人分）

卵……4個
めかぶ（味のついていないもの）……80g
しらす……30g
白だし（市販）……小さじ2

作り方

① 耐熱容器に卵を割りほぐし、残りの材料を加えてよく混ぜる。

② 600Wの電子レンジで2分加熱し、一度取り出して全体を混ぜ、ふんわりとラップをかけて1分30秒〜2分加熱し、そのまま冷ます。

キャベツの大量消費におすすめ

キャベツとわかめの中華漬け

冷蔵保存約3日

材料（4人分）

キャベツ……1/3個（約400g）
しょうが（せん切り）……1/2かけ分
カットわかめ（乾燥）……4g
A
- めんつゆ（3倍濃縮）……大さじ1
- 顆粒鶏ガラスープの素・酢・ごま油……各小さじ1

白いりごま……適量

作り方

① キャベツはひと口大に切り、沸かした湯でサッとゆで、湯をきる。

② 保存容器にAを入れて混ぜ、①、しょうが、わかめ、白ごまを加えて漬ける。

※乾燥わかめがもどったころが食べごろ。

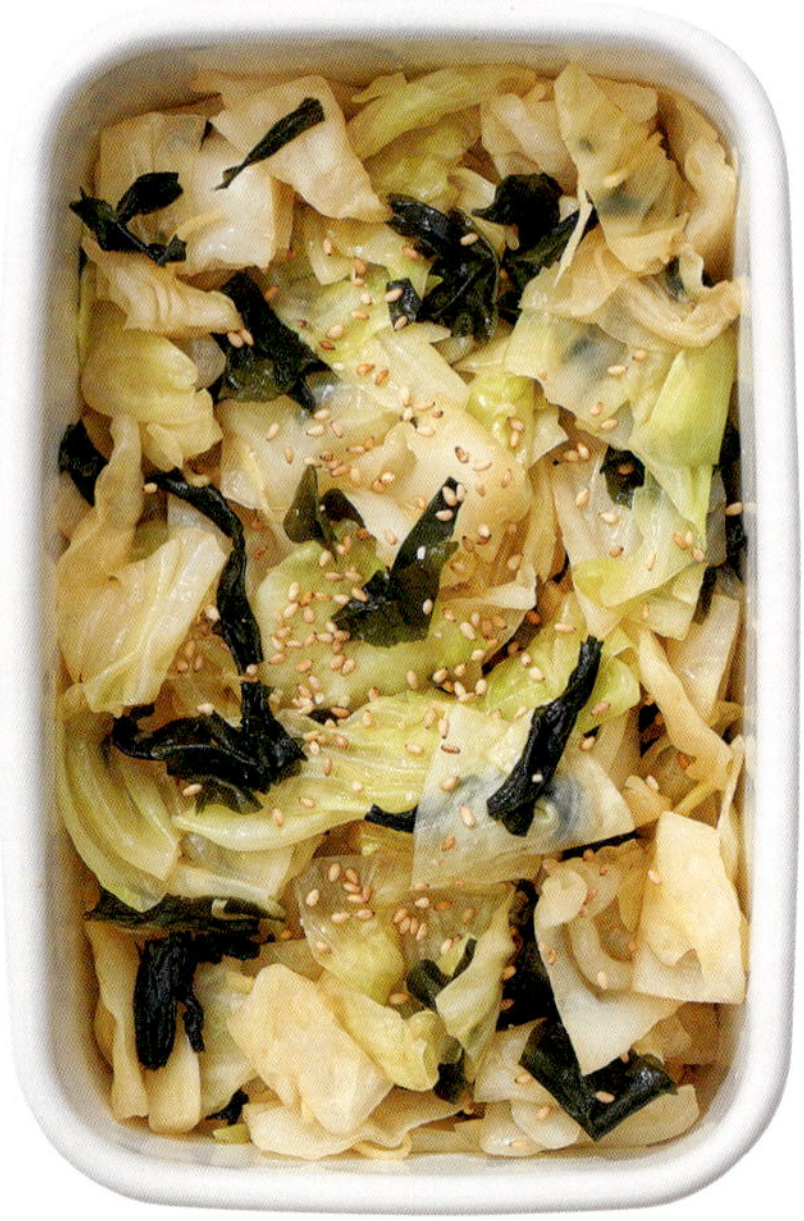

1人分 41kcal 塩分1.1g

桜えびを入れて風味豊かに

ひじきとピーマンの桜えび炒め

冷蔵保存約3日

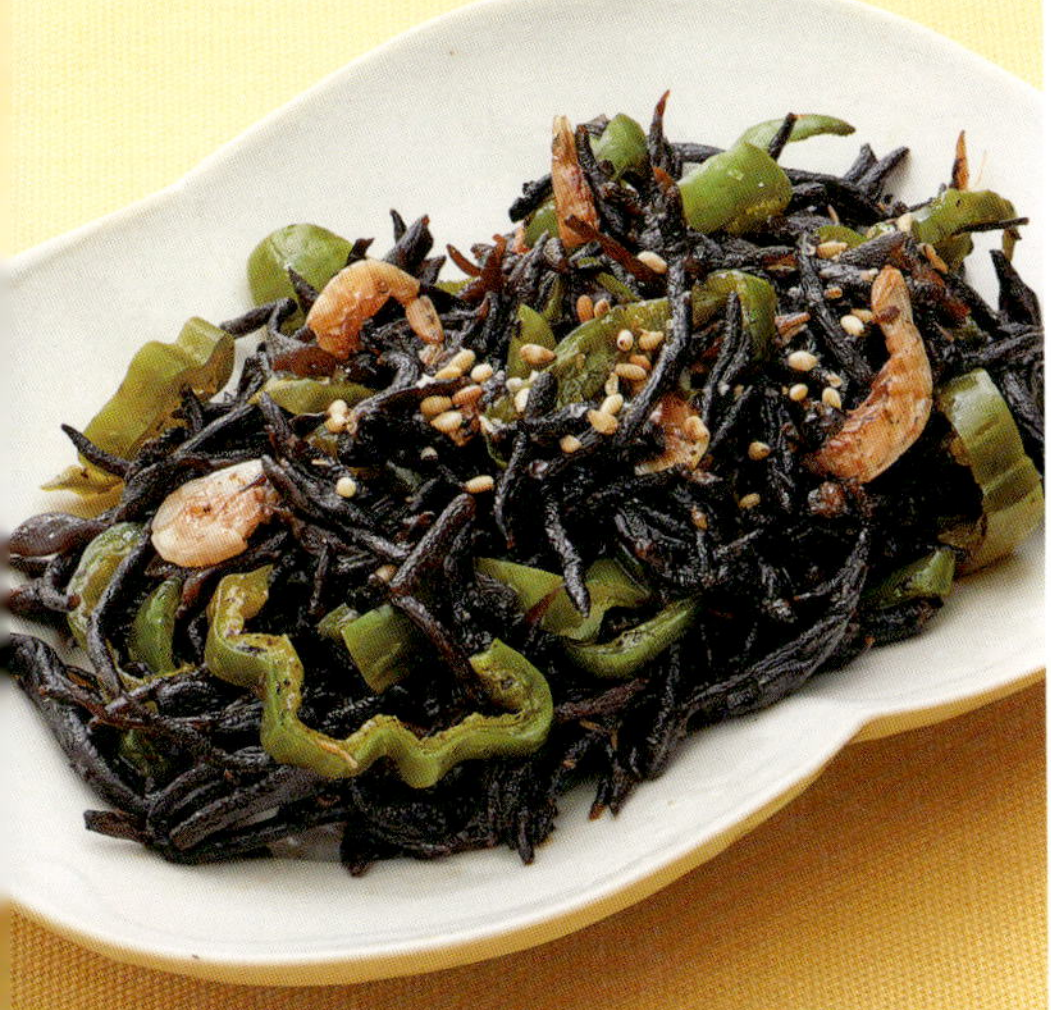

1人分　35kcal　塩分0.6g

材料（4人分）

ひじき（乾燥）……15g
ピーマン……5個
しょうゆ……大さじ½
白いりごま……適量
桜えび……大さじ2
ごま油……小さじ1

作り方

① ひじきは水でもどし、水けをきる。ピーマンは横に5mm幅に切る。

② フライパンにごま油の半量を熱し、①、桜えびを入れて中火で炒める。ピーマンがやわらかくなったらしょうゆを加えてなじませ、火を止めて残りのごま油をかける。

③ 器に盛り、白ごまを散らす。

おかひじきを入れてシャキシャキ食感に

ひじきのナムル

冷蔵保存約3日

材料（4人分）

ひじき（乾燥）……12g
おかひじき……60g

A
- 白すりごま……大さじ½
- ごま油……小さじ1
- 顆粒鶏ガラスープの素……小さじ⅔
- 塩……小さじ½
- **にんにく**（すりおろし）……小さじ¼

作り方

① ひじきは水でもどし、水けをよくきる。沸かした湯におかひじきを入れてゆでて湯をきり、粗熱がとれたら4cm長さに切る。

② ボウルにAを入れて混ぜ、①を加えてあえる。

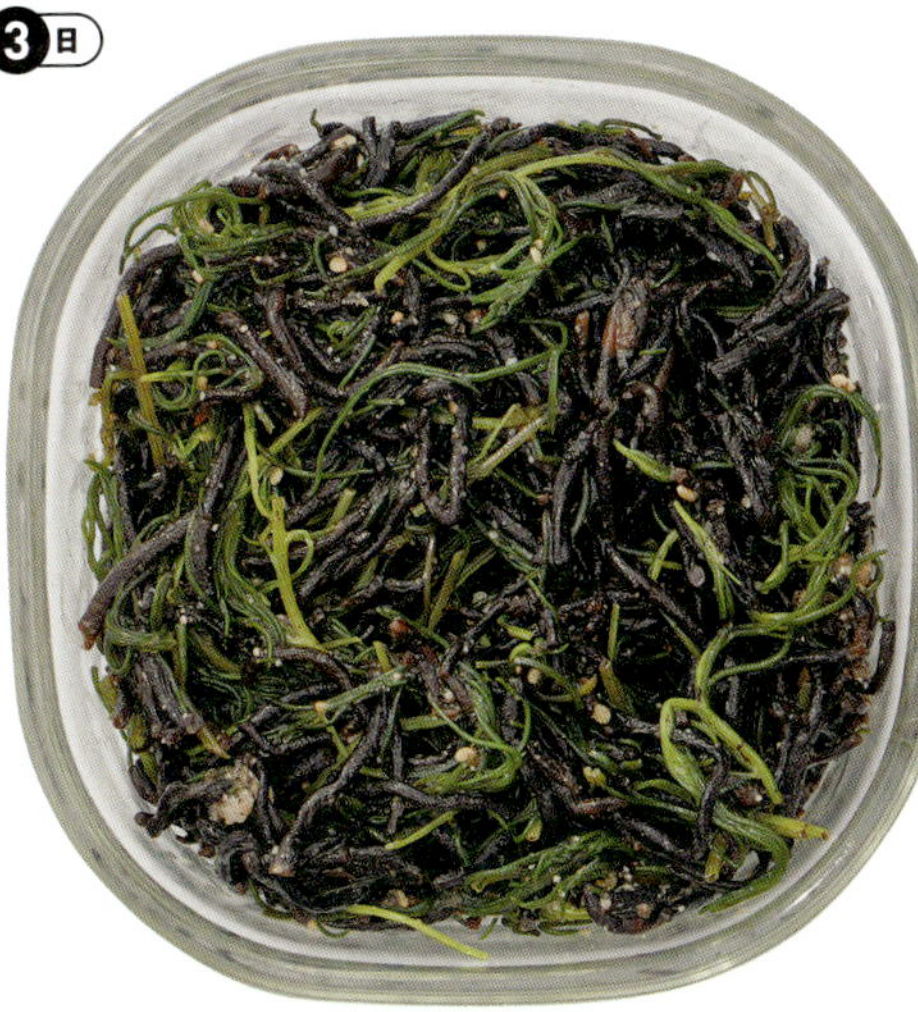

1人分　25kcal　塩分1.2g

安いときにまとめ買いして!

野菜の常備菜

1人分 154kcal 塩分0.7g

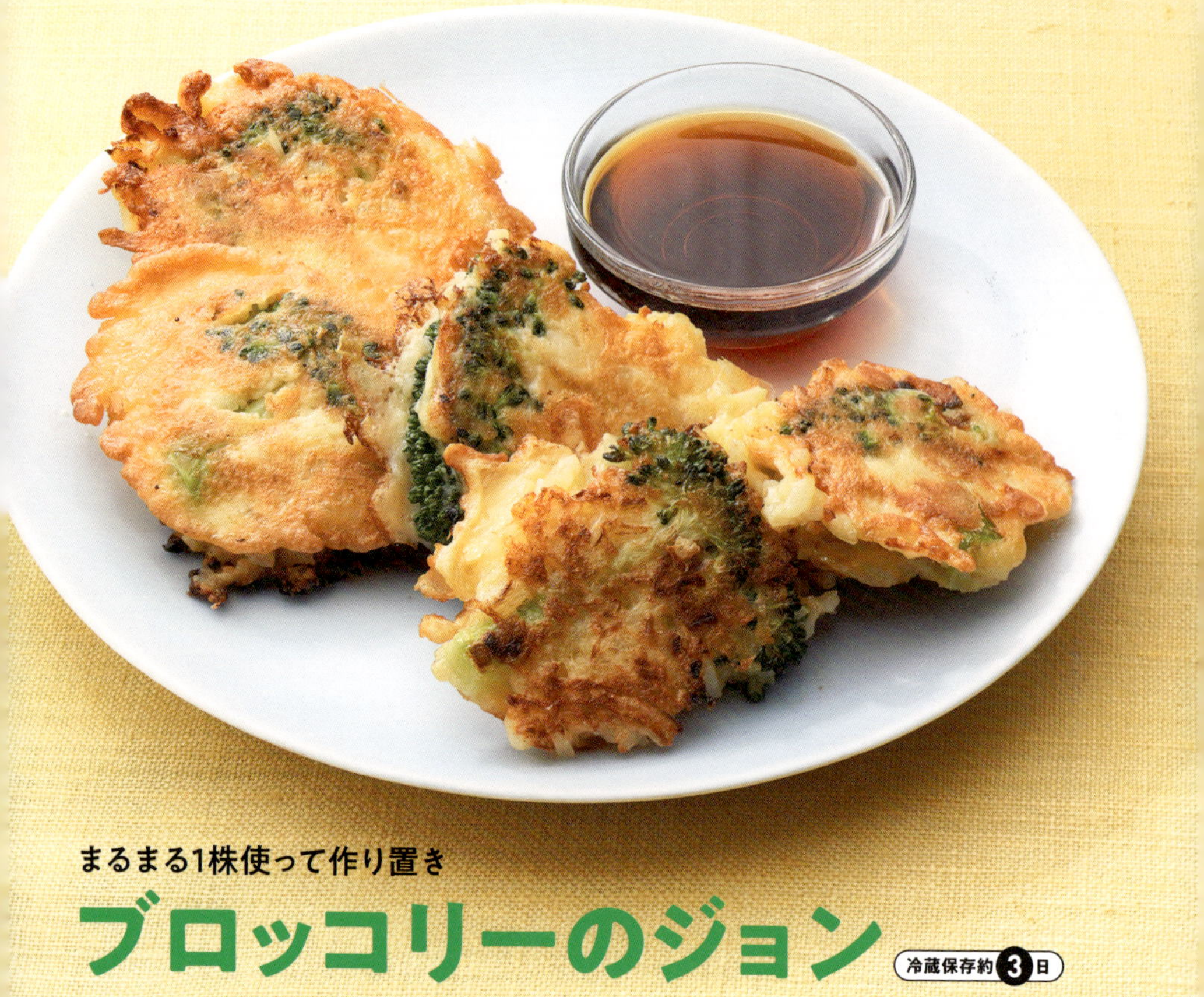

まるまる1株使って作り置き

ブロッコリーのジョン

冷蔵保存約3日

材料（4人分）

ブロッコリー……1株
玉ねぎ……$\frac{1}{2}$個
A
- 薄力粉・豆乳……各大さじ3
- 粉チーズ……大さじ2
- 卵……1個

ごま油……適量
ポン酢……適量

作り方

1. ブロッコリーは小房に分けて耐熱容器に入れ、ふんわりとラップをかけて600Wの電子レンジで4分加熱する。玉ねぎはみじん切りにする。
2. フライパンにごま油を熱し、玉ねぎ、Aを合わせて混ぜる。
3. ブロッコリーを加え、ひとつひとつに②をからめて焼く。お好みでポン酢をつける。

パクチー好きにはたまらない味

にんじんパクチーサラダ

冷蔵保存約3日

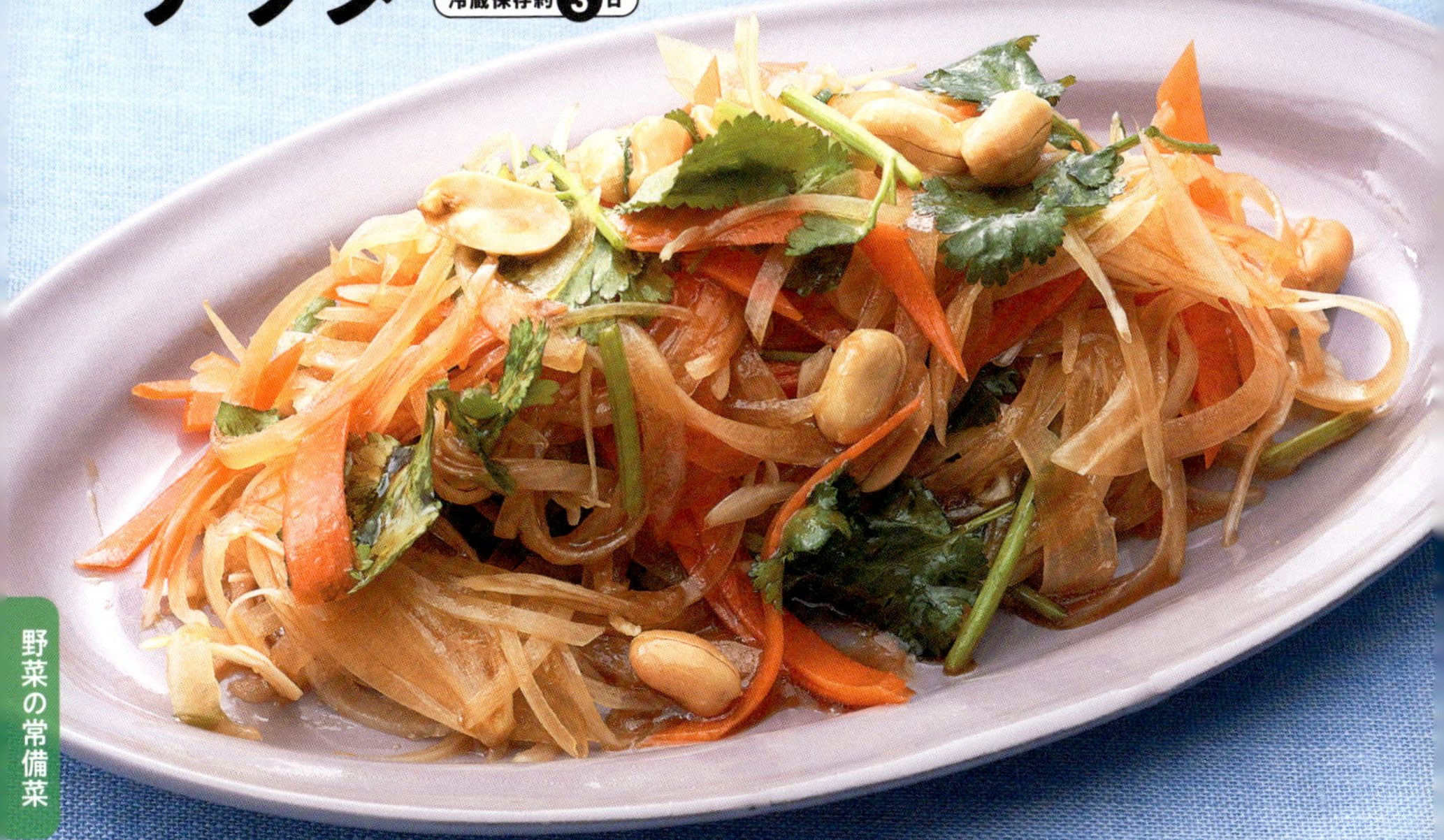

1人分 127kcal 塩分0.8g

材料（4人分）

にんじん……1本
パクチー……2株
玉ねぎ……1個
ピーナッツ……適量
A
- オリーブオイル……大さじ2
- オイスターソース・酢……各大さじ1と$\frac{1}{2}$

作り方

① にんじんは細切り、パクチーはざく切り、玉ねぎは薄切りにする。

② ボウルにAを入れて混ぜ、①、ピーナッツを加えてあえる。

ワンポイント

オイスターソースはじつは加熱しなくても問題なし。コクがあるのでドレッシングにもぴったりなんです

バゲットにはさんでもおいしい

エスニックなます

冷蔵保存約3日

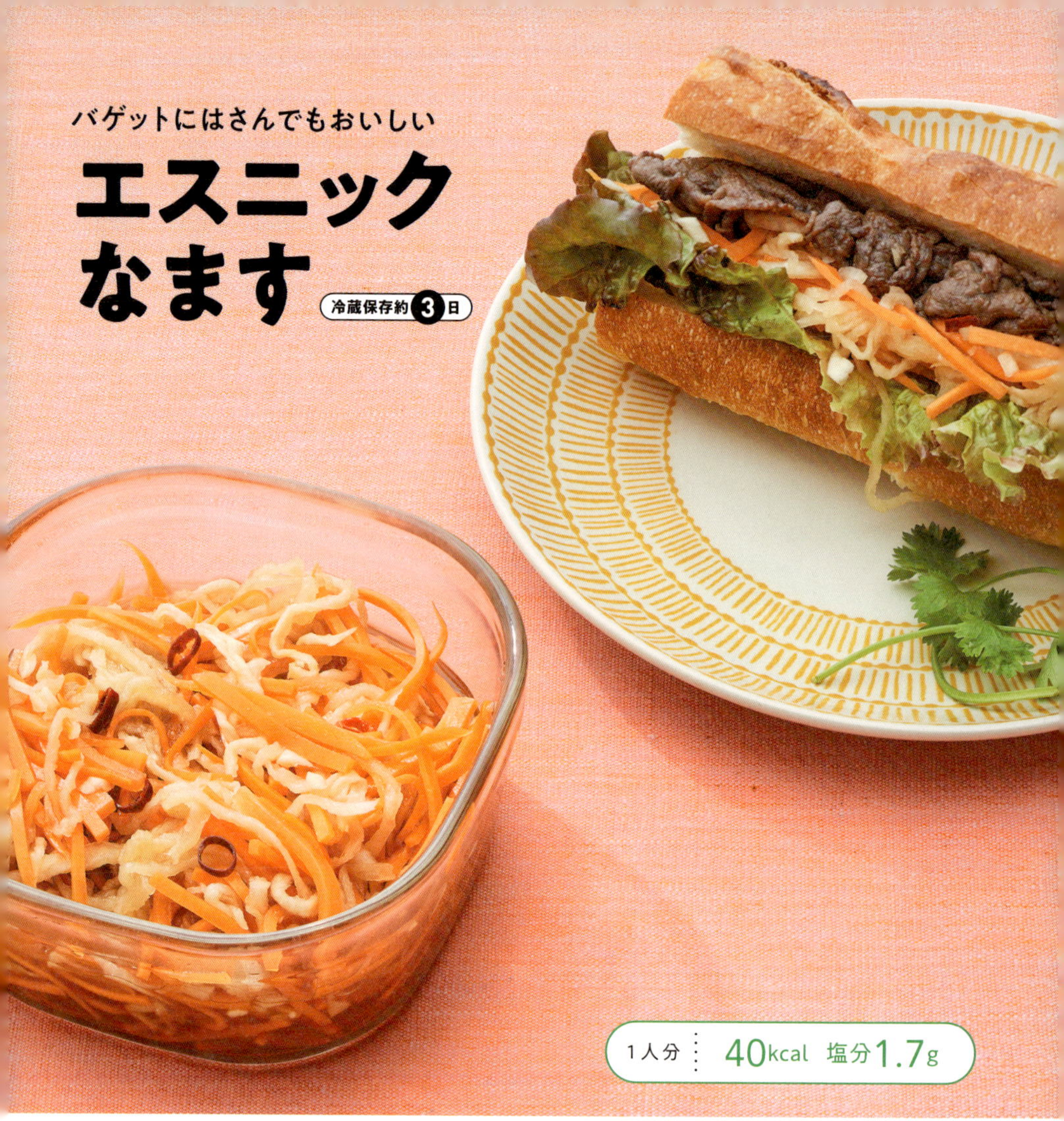

1人分　40kcal　塩分1.7g

材料（4人分）

切り干し大根……20g
にんじん……1/2本

A
- ナンプラー・砂糖・レモン汁（酢でも可）……各大さじ2
- 赤唐辛子（輪切り）……1本分
- **にんにく**（みじん切り）……小さじ1
- 水……120ml

作り方

① 切り干し大根は水でもどし、水けを絞る。にんじんはせん切りにする。

② 鍋にAを入れて火にかけ、ひと煮立ちしたら火を止め、①を加えてよく混ぜる。

ピーマンの苦味と
レモンの酸味が大人味

トマトと玉ねぎのメキシカンマリネ

冷蔵保存約3日

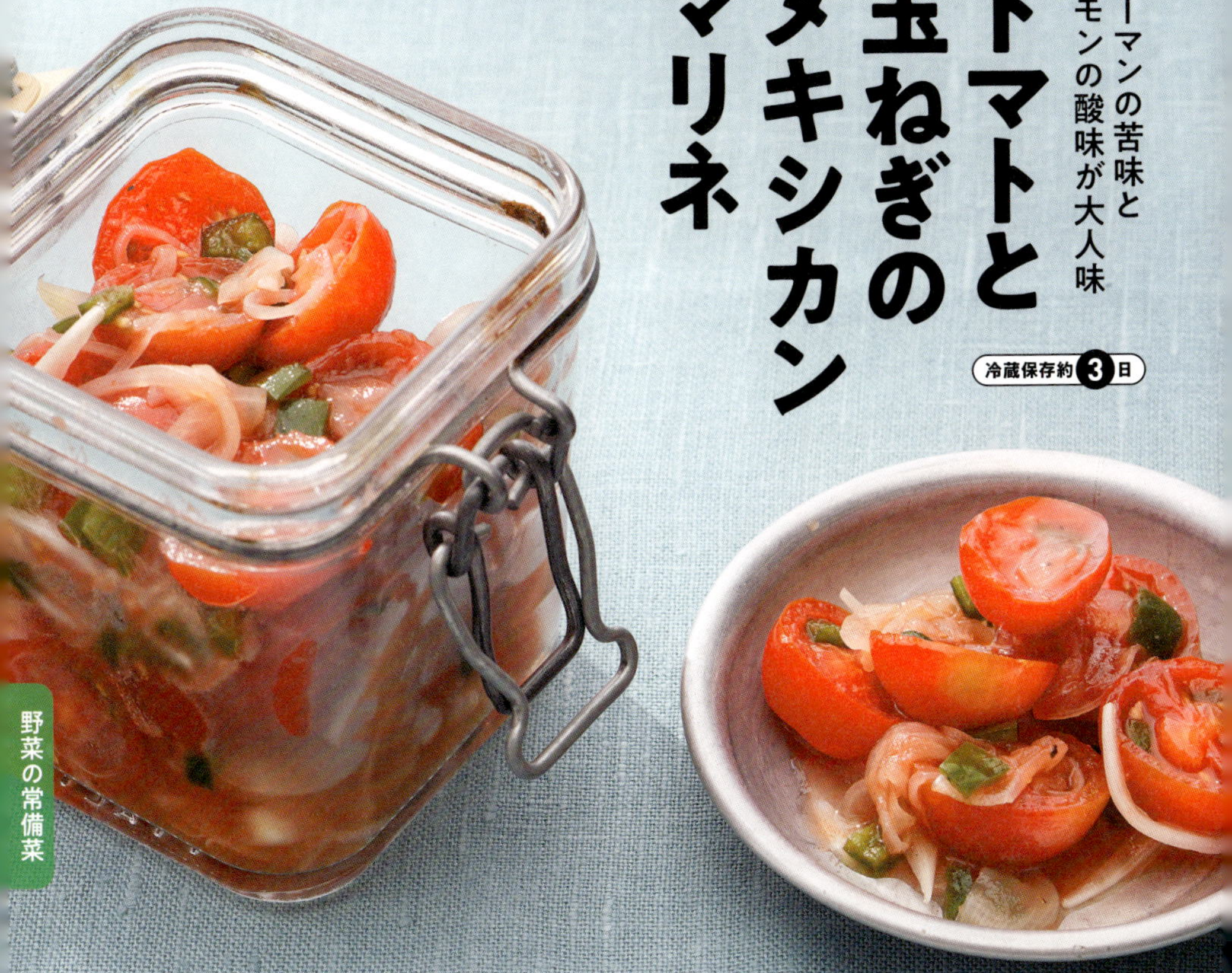

1人分 40kcal 塩分0.3g

材料（4人分）

ミニトマト……15個
玉ねぎ……1/2個
ピーマン……1個

A
- トマトケチャップ……大さじ1
- レモン汁……大さじ1/2
- オリーブオイル……小さじ1
- 塩・こしょう……各適量
- タバスコ・クミンパウダー（いずれもあれば）……各適量

作り方

1. ミニトマトは横半分に切る。玉ねぎは薄切りにして塩（分量外）をふり、10分おいて水けを絞る。ピーマンは7～8mm角に切る。
2. ボウルにAを入れて混ぜ、①を加えてあえる。

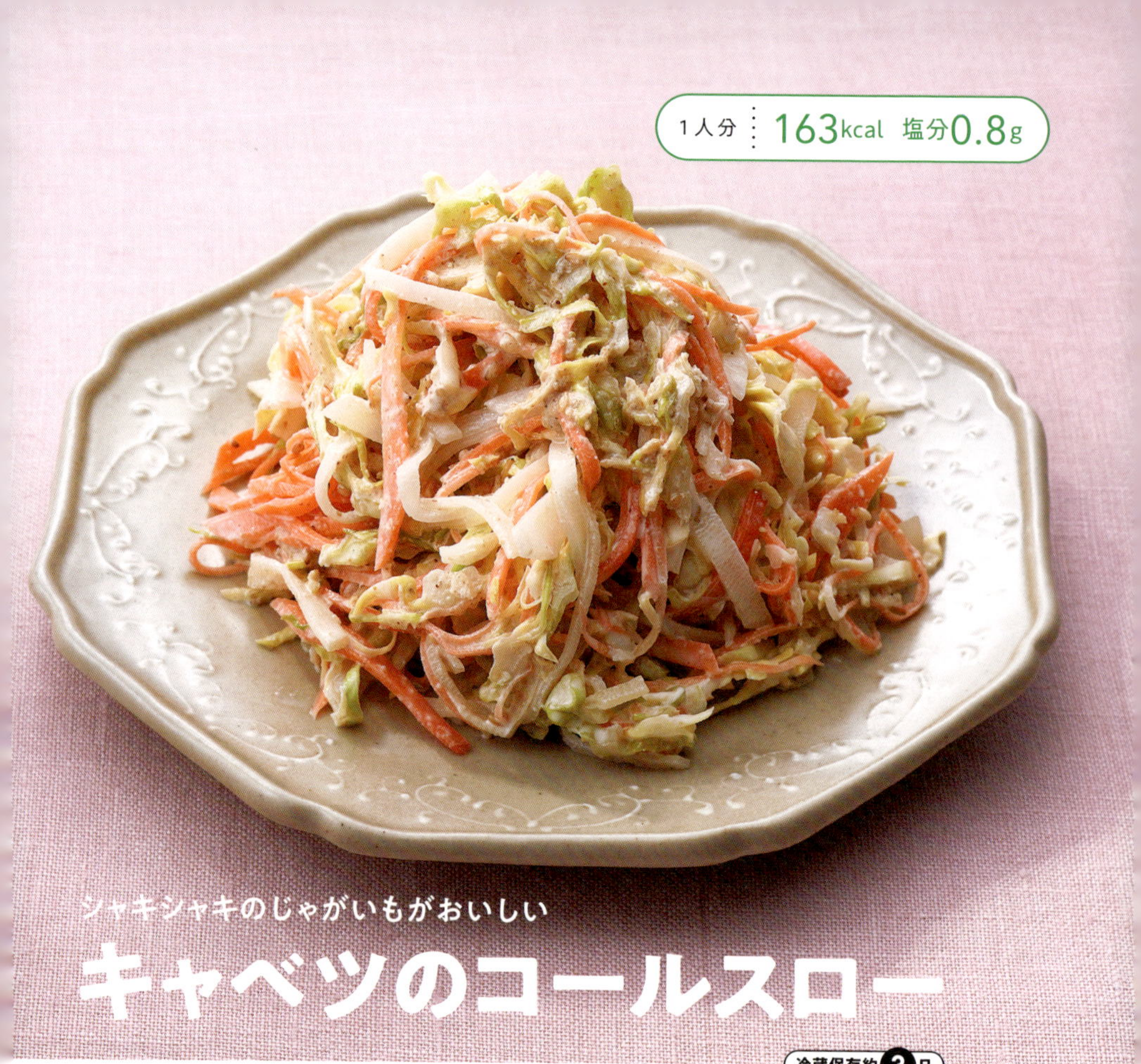

1人分　163kcal　塩分0.8g

シャキシャキのじゃがいもがおいしい

キャベツのコールスロー

冷蔵保存約3日

材料（4人分）

キャベツ……1/4個（約300g）
じゃがいも……2個
にんじん……1本
塩……適量
A
- マヨネーズ……大さじ3
- 白すりごま……大さじ2
- ポン酢……大さじ1

作り方

① キャベツ、じゃがいも、にんじんはせん切りにする。キャベツは塩をふってもみ、水けを絞る。じゃがいもは耐熱容器に入れ、ふんわりとラップをかけて600Wの電子レンジで2分ほど加熱し、粗熱をとる。

② ボウルにAを入れて混ぜ、①を加えてあえる。

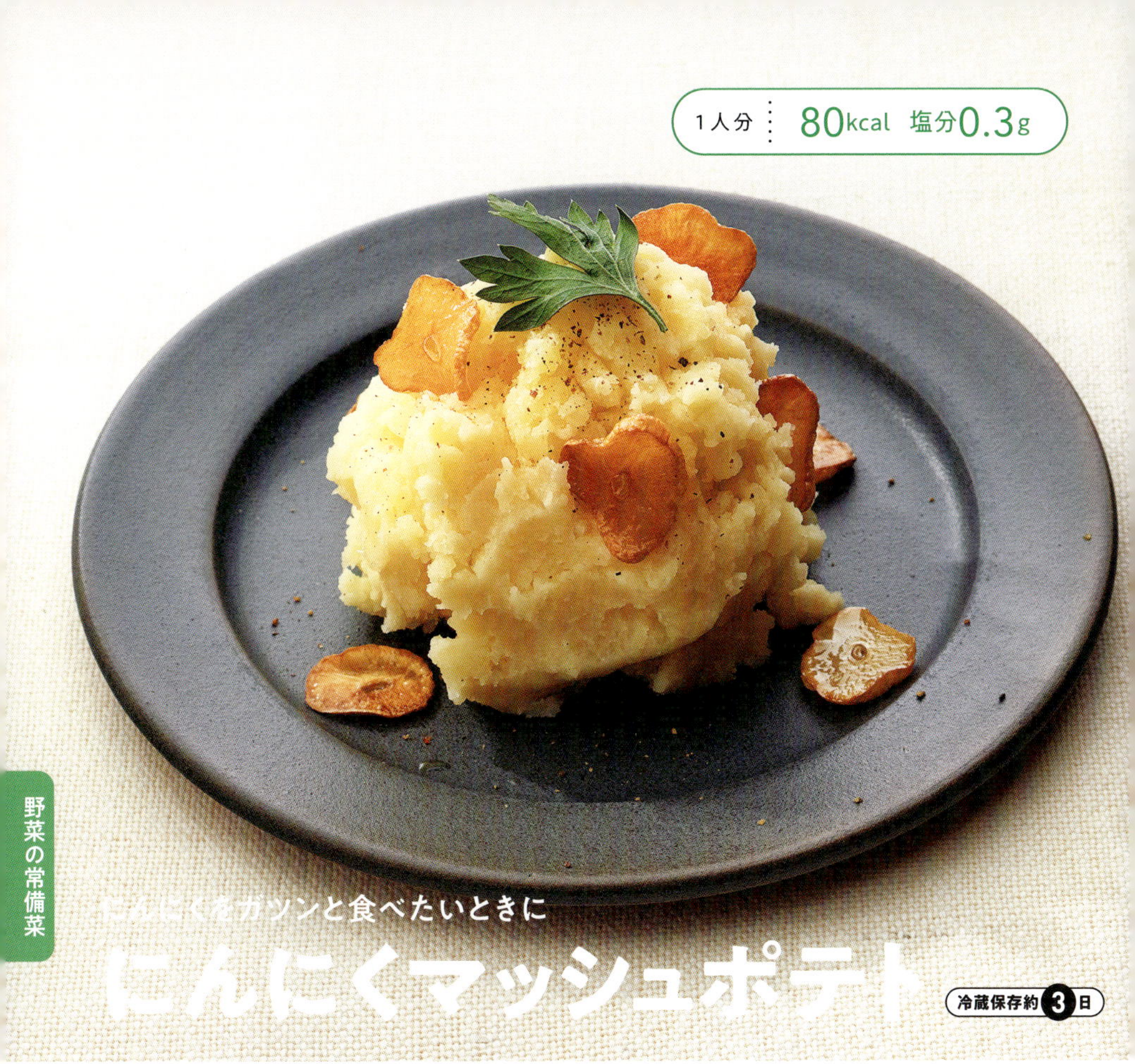

1人分：80kcal　塩分0.3g

にんにくをガツンと食べたいときに

にんにくマッシュポテト

冷蔵保存約3日

材料（4人分）

にんにく……2片
じゃがいも……2個
A
　牛乳……80ml
　バター……10g
　塩・ナツメグ……各少々
にんにくチップ
　にんにく・
　お好みの油……各適量
粗びき黒こしょう・
イタリアンパセリ……各適量

作り方

① にんにくチップを作る。にんにくは薄切りにする。フライパンに油を熱し、にんにくを入れてきつね色になるまで揚げる。

② マッシュポテトを作る。にんにくは半分に切って芯をとる。じゃがいもは大きめのひと口大に切る。

③ 鍋に②、水適量を入れて火にかける。じゃがいもがやわらかくなったら湯をきる。

④ 鍋の湯を捨て、にんにく、じゃがいもを鍋にもどしてつぶす（にんにくはかたまりが残らないようにつぶす。じゃがいもは少し粗めでもOK）。Aを加えてよく混ぜる。

⑤ 器に盛り、①を散らし、黒こしょうをふり、イタリアンパセリを飾る。

食感のコントラストが楽しい

にんじんとれんこんのごまマヨサラダ

冷蔵保存約**3**日

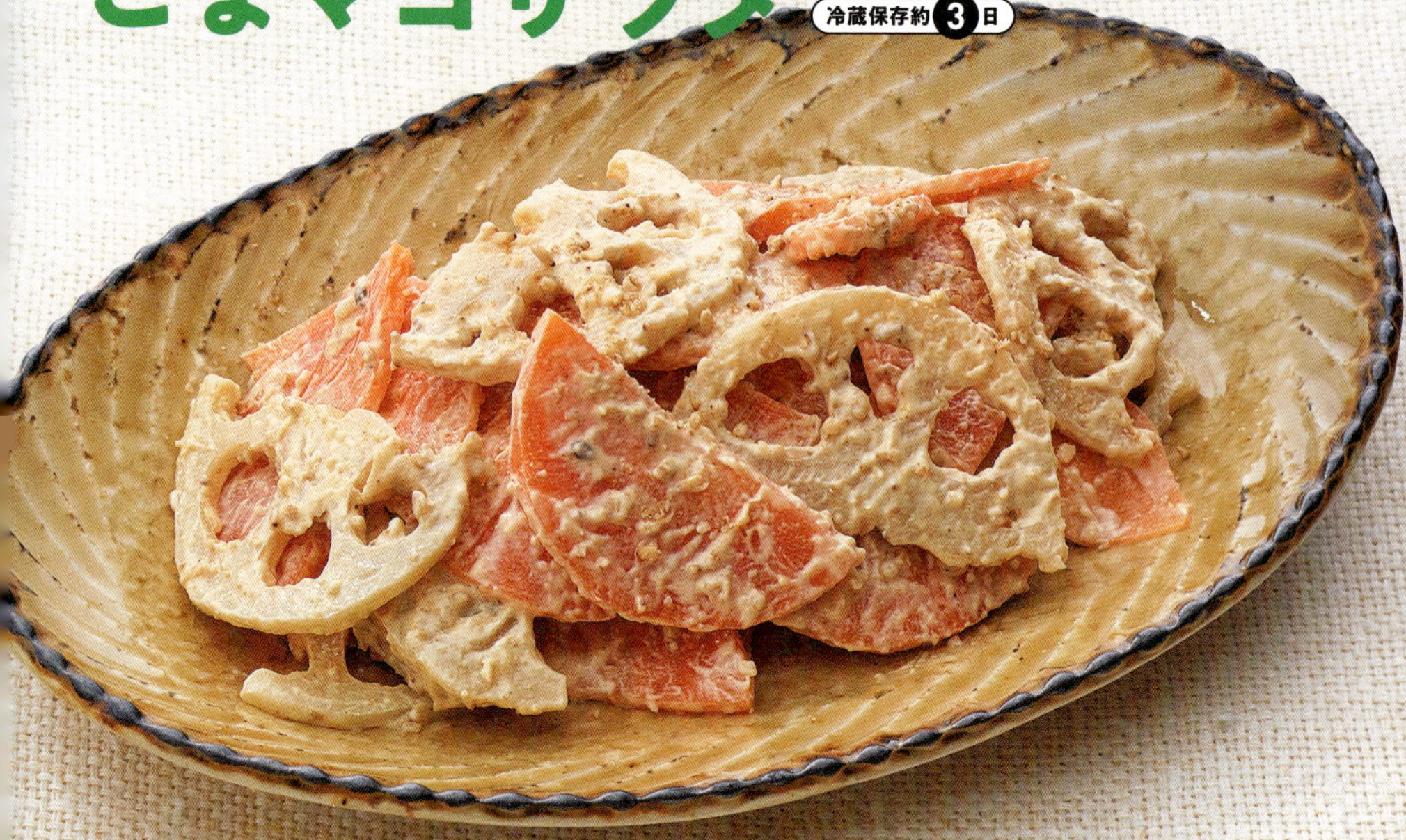

1人分　163kcal　塩分1.0g

材料（4人分）

にんじん……1本
れんこん……100g

A
- 白すりごま……大さじ2
- マヨネーズ……大さじ1
- みそ……小さじ2

作り方

① にんじん、れんこんは5mm厚さの半月切りにし、れんこんは酢水に10分ほど浸けて水けをきる。

② 耐熱容器に①、水大さじ1を入れ、ふんわりとラップをかけて600Wの電子レンジで4分加熱する。粗熱がとれたら**A**を加えてあえる。

ワンポイント

電子レンジは機種によって多少加熱具合が変わるので、様子を見て調整してください

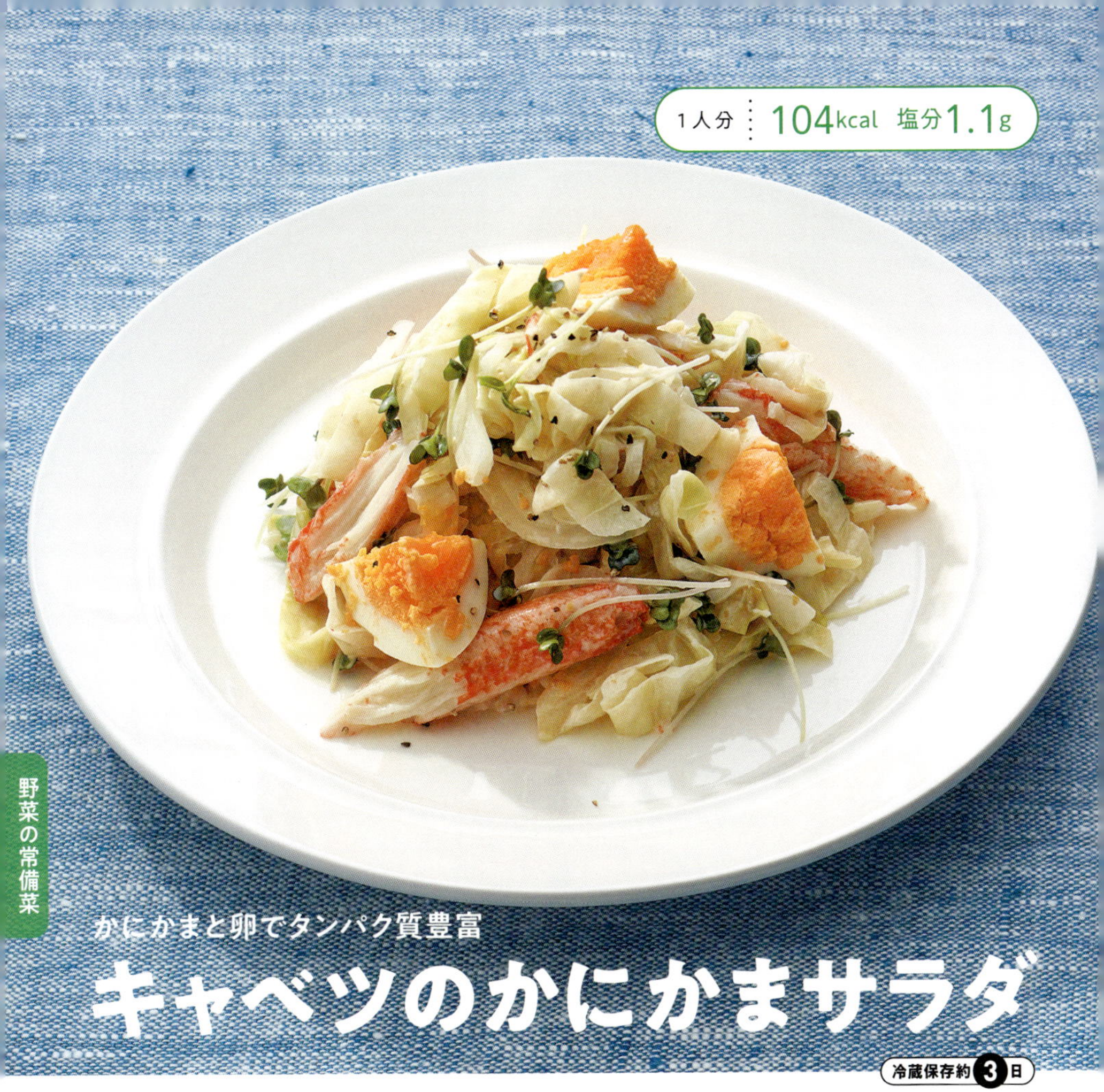

1人分　104kcal　塩分1.1g

かにかまと卵でタンパク質豊富

キャベツのかにかまサラダ

冷蔵保存約3日

材料（4人分）

キャベツ……1/6個（約200g）
玉ねぎ……1/3個
かに風味かまぼこ……7～8本
ゆで卵……1個
ブロッコリースプラウト……1/2パック
A［マヨネーズ……大さじ1～2
　練りがらし
　……小さじ1～（好みで調整）］
塩……適量
粗びき黒こしょう……少々

作り方

① キャベツはひと口大に切る。水にくぐらせて耐熱容器に入れ、ふんわりとラップをかけて600Wの電子レンジで2分加熱する。塩少々をふって軽く混ぜ、冷めたら水けを絞る。

② 玉ねぎは薄切りにし、塩少々をふって10分ほどおいて水で洗い、水けをきる。ゆで卵は食べやすい大きさに切る。

③ ボウルにAを入れて混ぜ、①、②、ほぐしたかにかま、ブロッコリースプラウトを加えて混ぜ合わせる。塩少々、黒こしょうで味をととのえる。

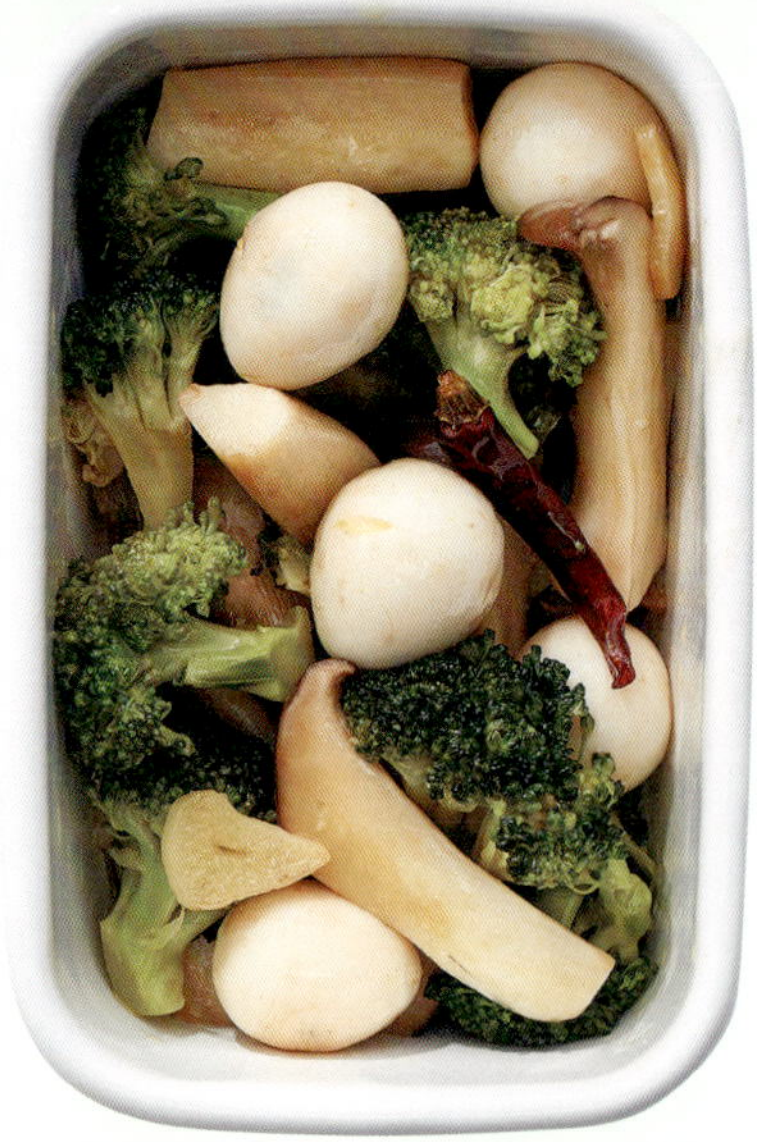

アンチョビーでうまみ増強

ブロッコリーとうずらの卵のアヒージョ

材料（4人分）　　冷蔵保存約3日

ブロッコリー……1/2株　**エリンギ**……50g
うずらの卵（水煮）……6個
にんにく（薄切り）……1片分
A
- アンチョビーペースト……小さじ2
- 赤唐辛子（種をとる）……1本
- オリーブオイル……100ml

塩・粗びき黒こしょう……各適量

作り方

① ブロッコリーは小房に分ける。エリンギは5cm長さに切ってから縦に食べやすい大きさに切る。

② うずらの卵は水けをしっかりふく。

③ 厚手の鍋ににんにく、Aを入れてよく混ぜ、②を加えてごく弱火にかけ、ふつふつとするまで加熱する。

④ ①を加え、火が通ったら、塩、黒こしょうで味をととのえる。

1人分　115kcal　塩分0.2g

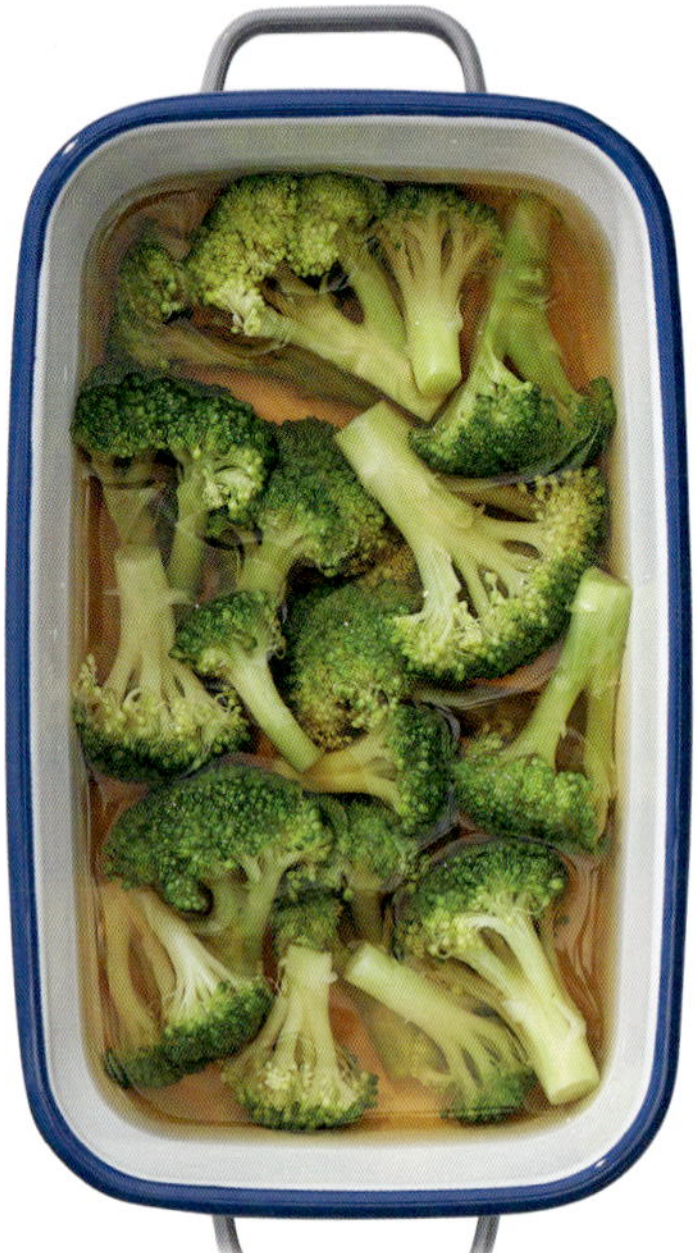

タイの魚醤ナンプラーで風味よく

ブロッコリーのナンプラーおひたし

材料（2～3人分）　　冷蔵保存約3日

ブロッコリー……1/2株
A
- ナンプラー……大さじ2
- レモン汁……小さじ1
- 水……250ml

作り方

① ブロッコリーは小房に分け、沸かした湯で好みのかたさにゆで、湯をきる。

② 保存容器にAを入れて混ぜ、①を加える。

1人分　22kcal　塩分1.5g

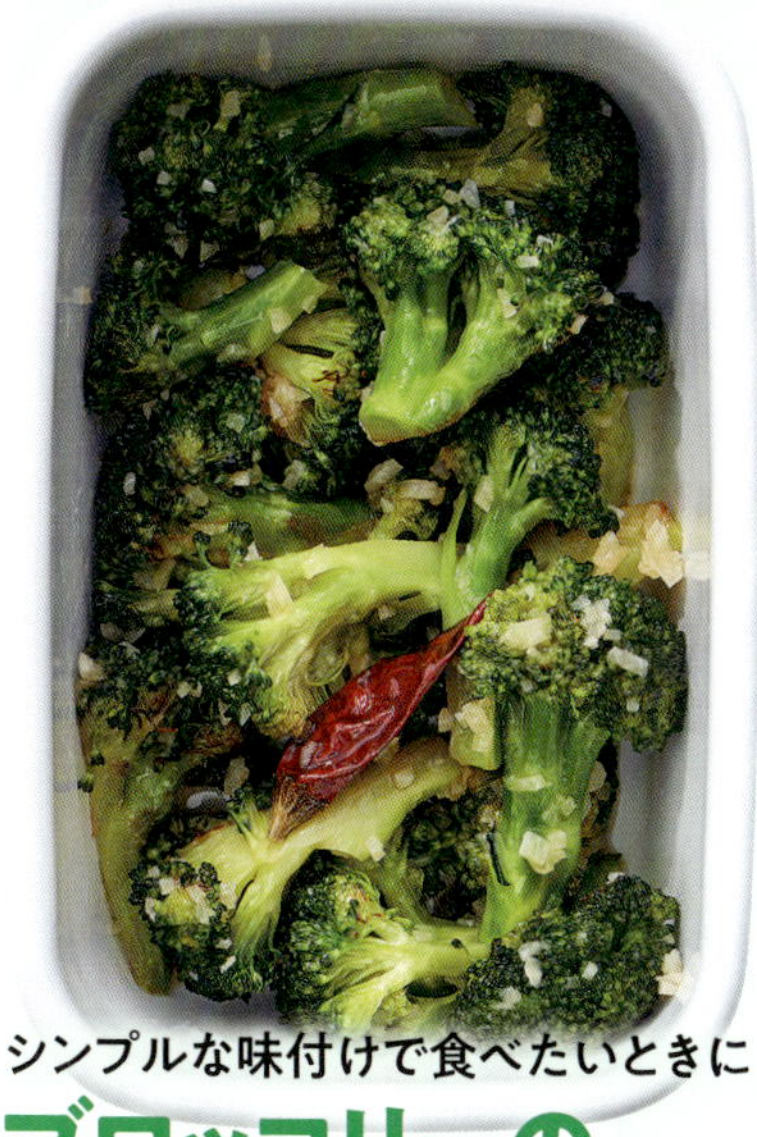

シンプルな味付けで食べたいときに

ブロッコリーのペペロンチーノ

材料（2～3人分）　冷蔵保存約3日

ブロッコリー……½株

- A
  - **にんにく**（みじん切り）……1片分
  - 赤唐辛子（種をとる）……1本
  - オリーブオイル……大さじ1
- B
  - 白ワイン（酒でも可）・水……各大さじ1
  - 顆粒鶏ガラスープの素……小さじ½
  - 塩……少々

オリーブオイル……大さじ1
粗びき黒こしょう……適量

作り方

① ブロッコリーは小房に分ける。
② フライパンにオリーブオイルを熱し、①を入れて中火で表面に焼き色をつける。水大さじ1を加え、ふたをして50秒蒸し焼きにして一度取り出す。
③ ②のフライパンをサッとふき、Aを入れて弱火にかける。香りが立ったらBを加えてひと煮立ちさせ、ブロッコリーをもどし入れてサッとあえる。
④ 器に盛り、黒こしょうをふる。

1人分　139kcal　塩分0.6g

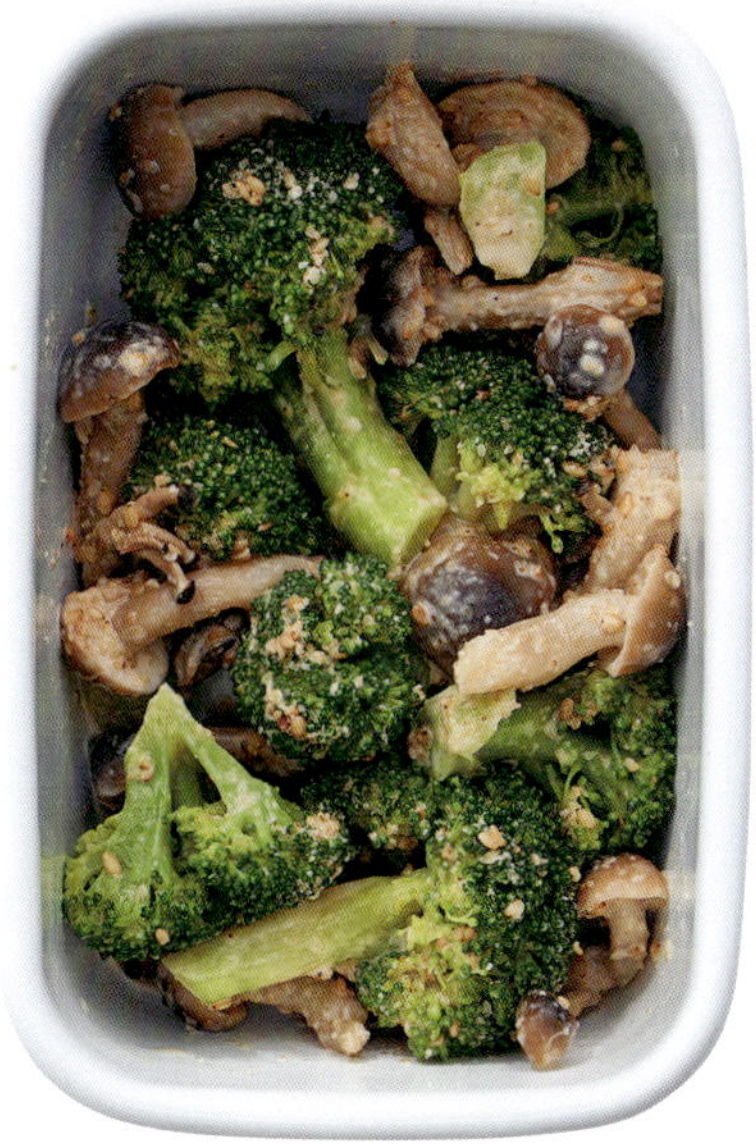

ごまとマヨネーズは最強コンビ

ブロッコリーとしめじのごまマヨあえ

材料（2～3人分）　冷蔵保存約3日

ブロッコリー……½株
しめじ……50g

- A
  - マヨネーズ……大さじ2
  - 白すりごま……大さじ1
  - めんつゆ（3倍濃縮）……小さじ1

作り方

① ブロッコリーは小房に分け、しめじは石づきを落としてほぐす。
② 沸かした湯に塩（分量外）、ブロッコリーを入れ、50秒したらしめじを加え、10秒ゆでて湯をきる。粗熱がとれたら水けをとる。
③ 保存容器にAを入れて混ぜ、②を加えてあえる。

1人分　134kcal　塩分0.6g

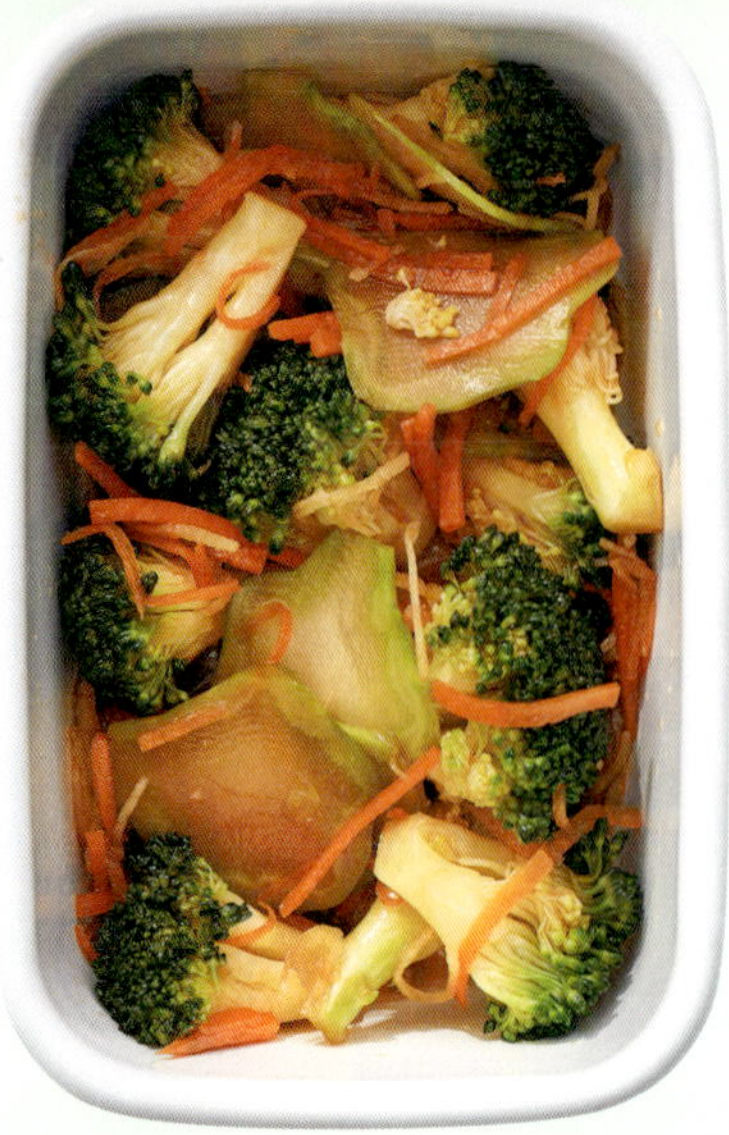

本場中国では白菜で作る
辣白菜《ラーパーツァイ》をアレンジ

ブロッコリーの中華風漬け物

材料（2～3人分）　冷蔵保存約3日

ブロッコリー……1/2株
にんじん……20g
しょうが……1/2かけ
A ［ポン酢……大さじ1と1/2
　 砂糖・ラー油……各小さじ1/2

作り方

① ブロッコリーは小房に分け、茎は薄い輪切りにする。にんじん、しょうがはせん切りにする。

② 沸かした湯に塩（分量外）とブロッコリーを入れ、10秒ほどしたらにんじんを加え、すぐにざるに上げて水にさらし、水けをしっかりきる。

③ 保存容器にAを入れて混ぜ、②、しょうがを加えてあえる。

1人分 ⋮ 43kcal　塩分1.1g

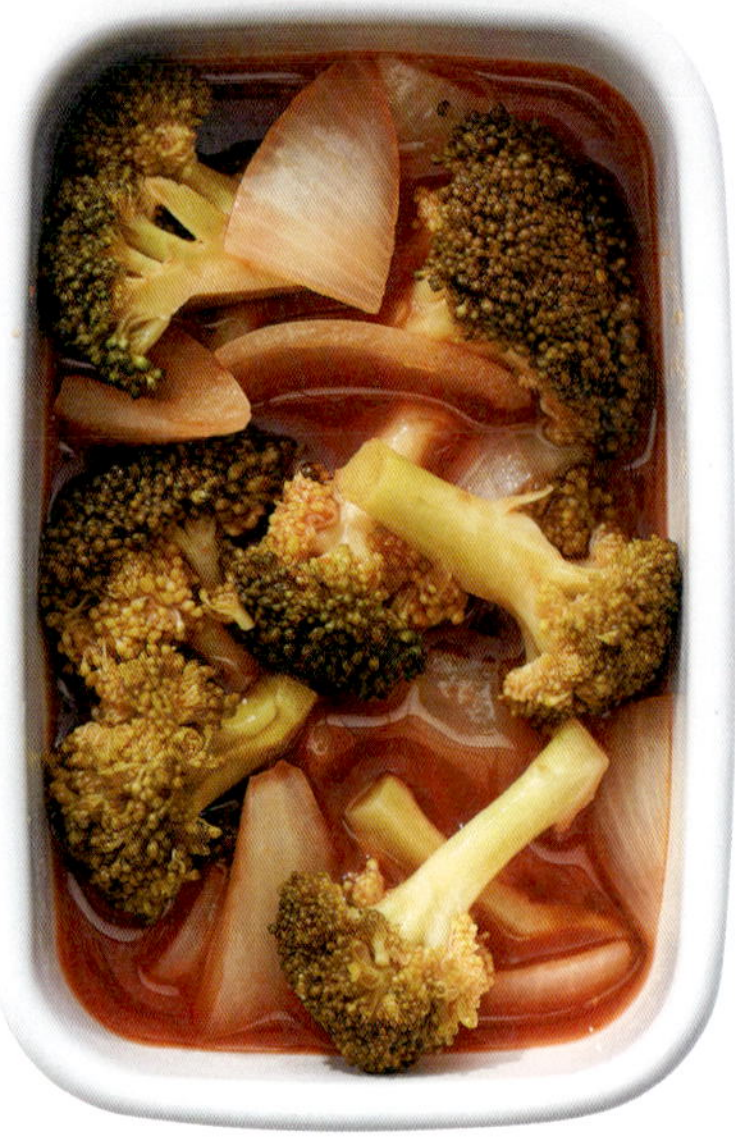

玉ねぎの辛味が気になるなら
さっと加熱を

ブロッコリーのイタリアンピクルス

材料（2～3人分）　冷蔵保存約3日

ブロッコリー……1/2株
玉ねぎ……30g
A ［トマトジュース……100ml
　 米酢・水……各50ml
　 砂糖……大さじ1
　 塩……小さじ1/2
　 黒粒こしょう・ローリエ（あれば）
　 ……各適量

作り方

① ブロッコリーは小房に分ける。沸かした湯に塩（分量外）とブロッコリーを入れ、10秒ほどゆでる。ざるに上げて水にさらし、水けをしっかりきる。玉ねぎはひと口大に切る。

② 保存容器にAを入れて混ぜ、①を加えてあえる。

1人分 ⋮ 46kcal　塩分0.8g

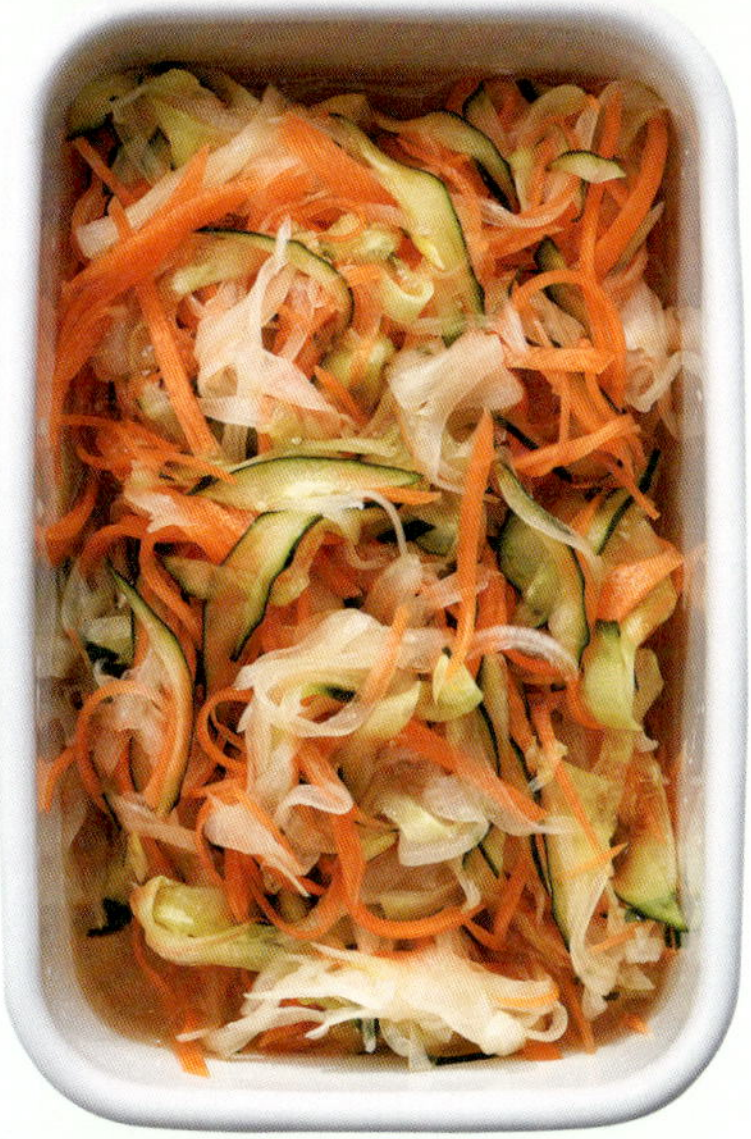

肉料理の付け合わせにもぴったり

玉ねぎときゅうりの酢漬け

冷蔵保存約3日

材料（4人分）

玉ねぎ……1個
にんじん……1本
きゅうり……1本
塩……適量
A
- 酢……大さじ4
- はちみつ……小さじ1
- 練りがらし……少々

作り方

① 玉ねぎは薄切り、にんじん、きゅうりはせん切りにする。それぞれ塩をふってもみ、水けを絞る。

② 保存容器にAを入れて混ぜ、①を加えて漬ける。

1人分 44kcal 塩分0.8g

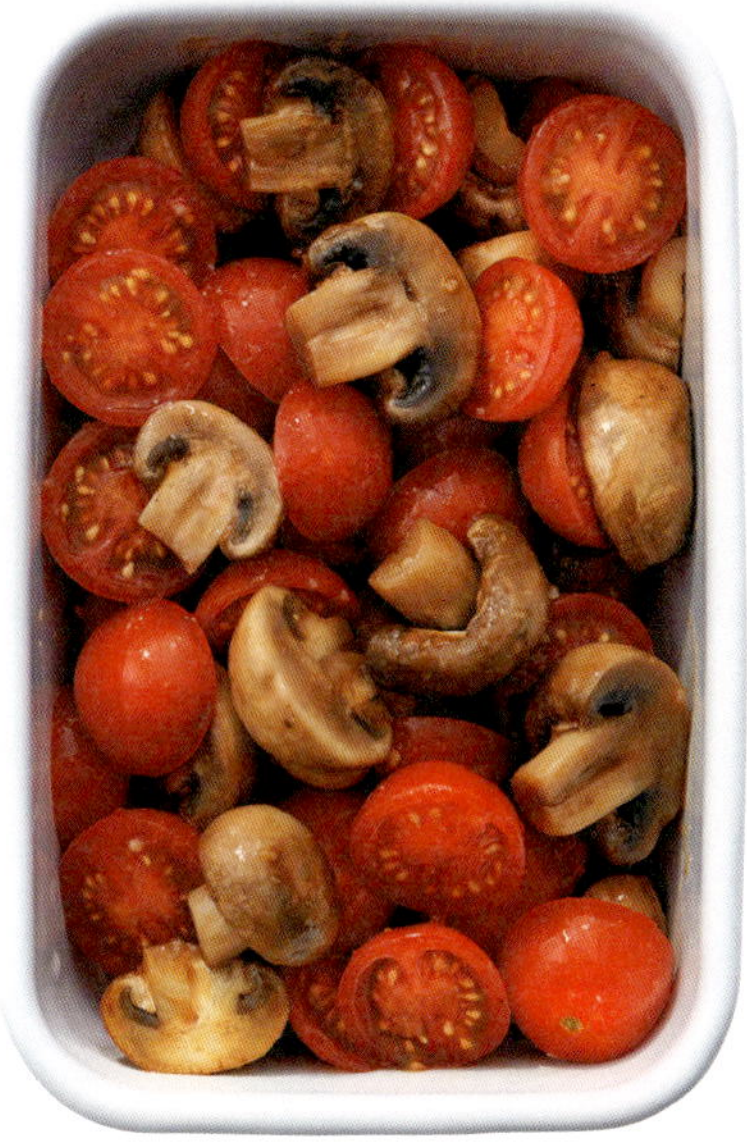

ミニトマトをまとめ買いしたらこれ

トマトのオイスターマリネ

冷蔵保存約3日

材料（4人分）

ミニトマト……20～25個
マッシュルーム……16～20個
A
- オイスターソース……大さじ2
- **にんにく**・しょうが（いずれもすりおろし）……各小さじ1
- 砂糖……小さじ$\frac{1}{2}$

お好みの油……適量

作り方

① ミニトマト、マッシュルームは半分に切る。

② フライパンに油を熱し、マッシュルームを入れて中火で片面に軽く焼き色がつくまで焼く。

③ 保存容器にAを入れて混ぜ、ミニトマト、②を加えてあえる。

1人分 62kcal 塩分1.1g

白だしと米酢でだし風味に

にんじんの和風ピクルス

冷蔵保存約3日

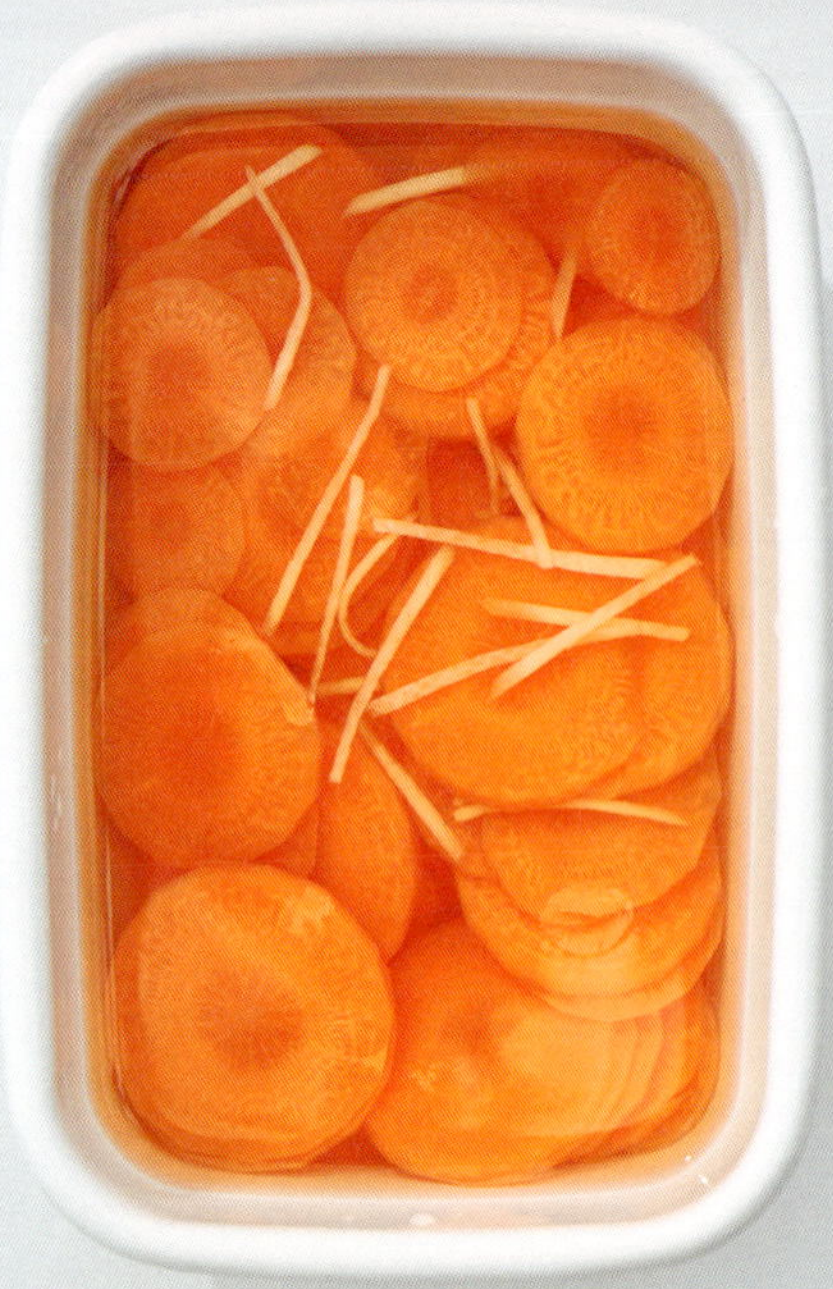

1人分 16kcal 塩分0.6g

材料（4人分）

にんじん……1本
しょうが……1かけ
A［ 白だし（市販）・米酢……各大さじ2
　 水……100ml

作り方

① にんじんは薄い輪切り、しょうがはせん切りにする。

② 鍋にAを入れて火にかけ、沸騰したら①を加え、再沸騰したら火を止める。

冷蔵庫ににんじんが余っていたらぜひ

にんじんのオイスター炒め煮

冷蔵保存約3日

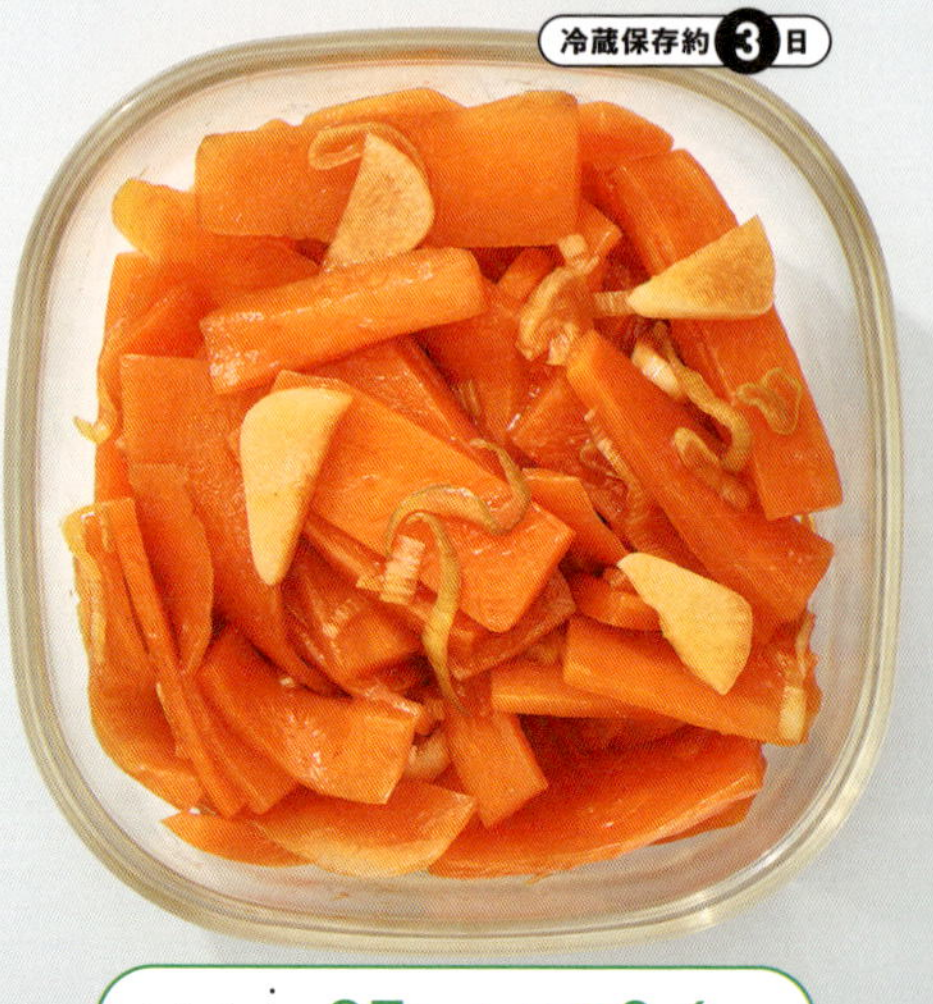

1人分 37kcal 塩分0.6g

材料（4人分）

にんじん……1本
にんにく……1片
長ねぎ……10cm
A［ オイスターソース・酒……各大さじ1
　 砂糖……小さじ1
ごま油……小さじ1

作り方

① にんじんは5cm長さの短冊切りに、にんにくは薄切りに、長ねぎは縦半分に切ってから小口切りにする。

② フライパンに湯を沸かし、にんじんを入れ、やわらかくなるまでゆでて湯をきる。

③ ②のフライパンの水けをふき、ごま油、にんにくを入れて弱火にかける。香りが立ったら火を強め、②、A、長ねぎ、水少々を加え、水分が飛ぶまで中弱火で炒める。

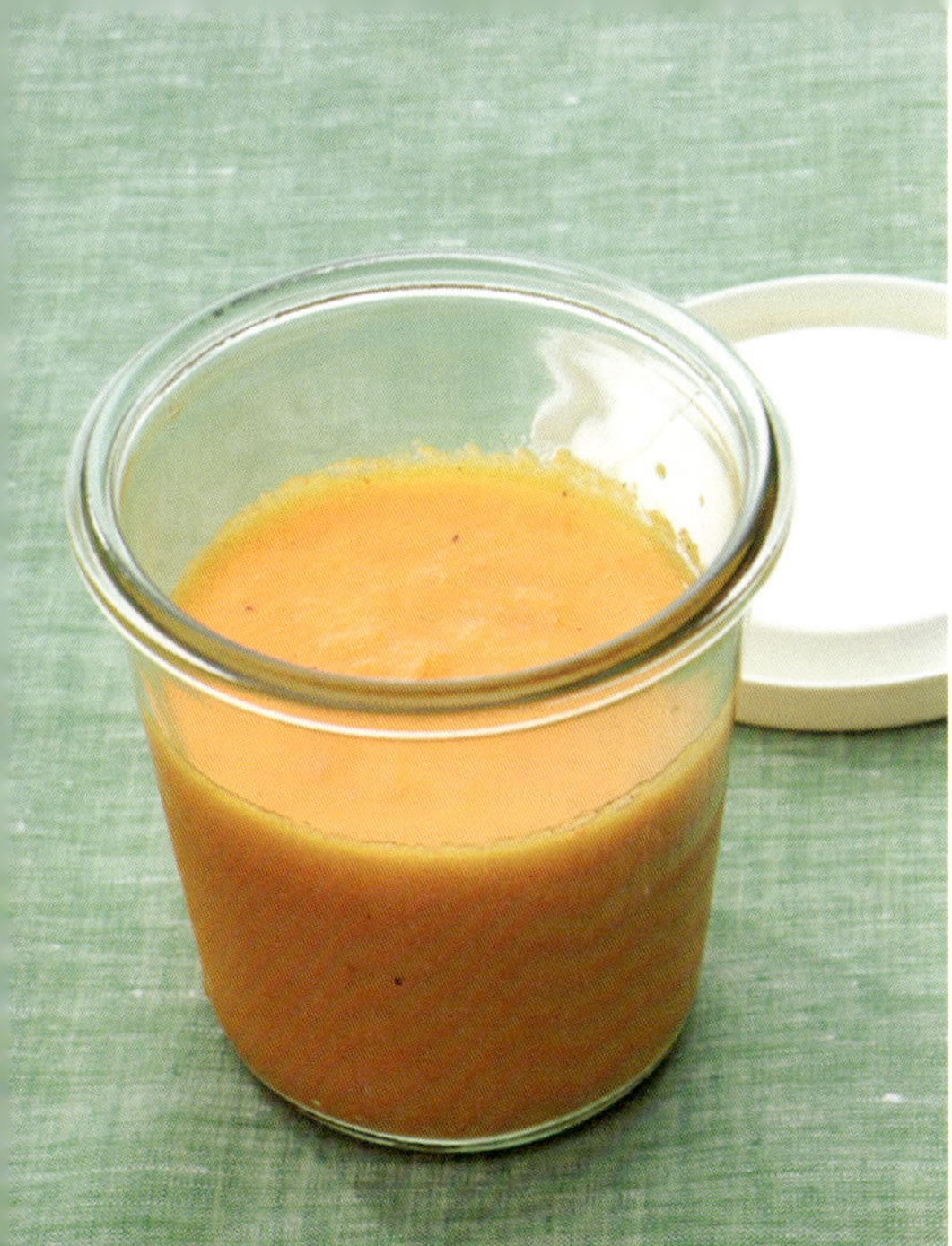

一度作ると市販ドレッシングにもどれない

にんじんと玉ねぎのドレッシング

冷蔵保存約3日

大さじ1　40kcal　塩分0.2g

材料（作りやすい分量）

にんじん……$\frac{1}{3}$本
玉ねぎ……$\frac{1}{4}$個
酢……40ml
みそ……大さじ1
水……20ml
米油……60ml
塩・粗びき黒こしょう……各適量

作り方

1. にんじん、玉ねぎはミキサーにかけやすい大きさに切る。
2. ミキサーに①と残りの材料をすべて入れて攪拌し、保存びんなどに入れる。

スパイスのクミンが決め手

にんじんのトマト煮

冷蔵保存約3日

材料（4人分）

にんじん……1本
トマト……1個
にんにく（すりおろし）……少々
クミンパウダー……少々
塩・粗びき黒こしょう……各適量
オリーブオイル……小さじ1

作り方

1. にんじんは薄い輪切りにする（太いところは縦半分に切ってから薄い半月切りにする）。トマトは粗みじん切りにする。
2. フライパンにオリーブオイルを熱し、にんじん、塩ひとつまみを入れて中弱火で炒める。しんなりしたらトマト、にんにくを加え、中弱火で煮る。
3. トマトの水分が少なくなったらクミンパウダーを加え、塩、黒こしょうで味をととのえる。

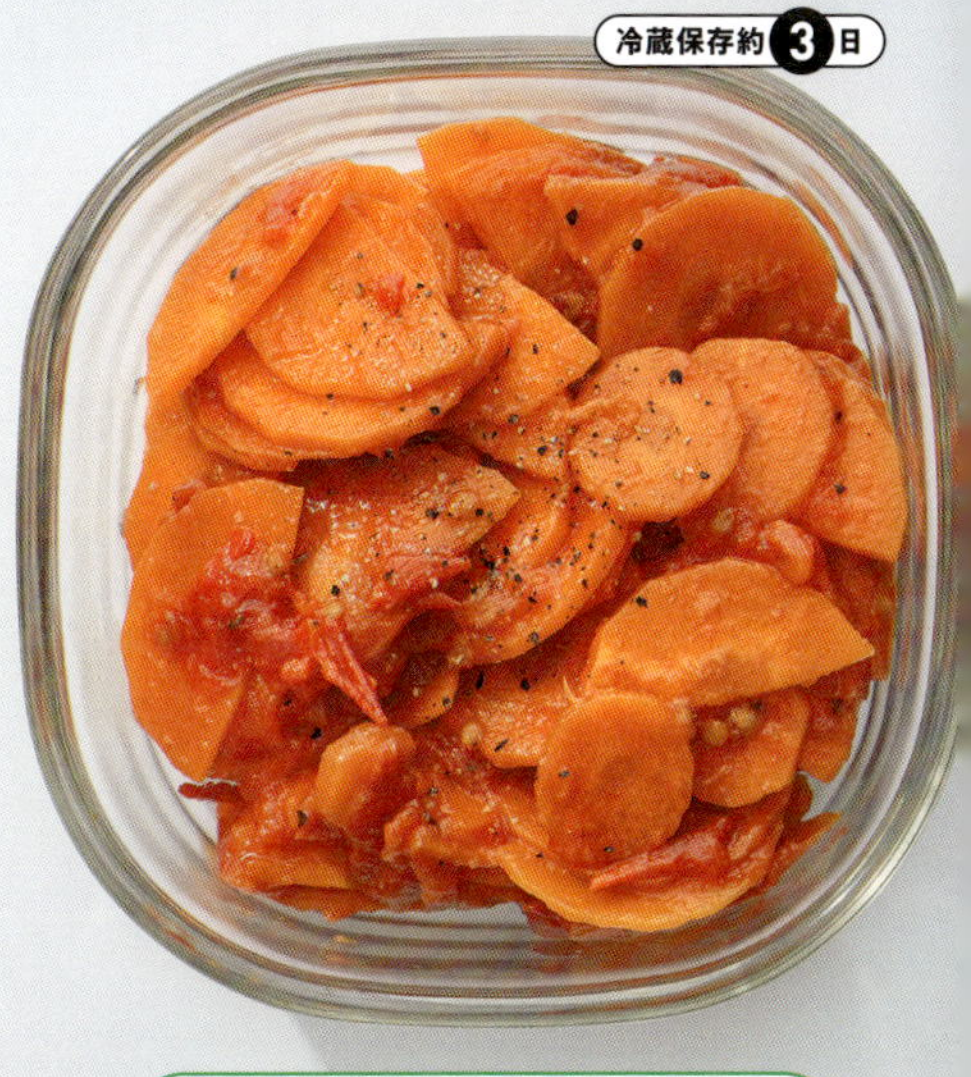

1人分　33kcal　塩分0.2g

基本

塩麹につけるだけで
おいしい常備菜に

ブロッコリーの塩麹漬け

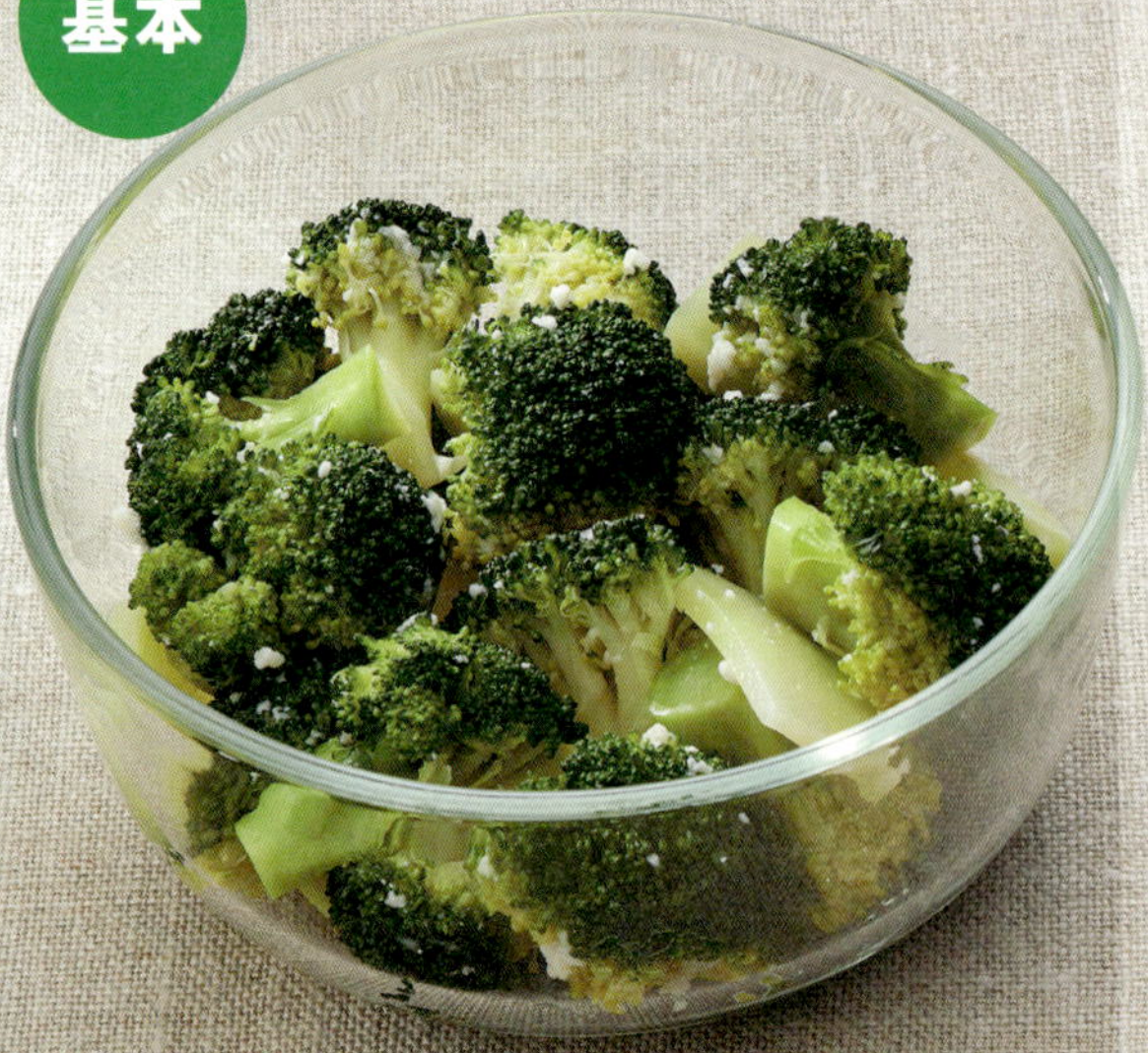

冷蔵保存約3日

材料（4人分）

ブロッコリー……1株
塩麹……大さじ1

作り方

① ブロッコリーは小房に分け、茎は厚めに皮をむき、1㎝厚さの輪切りにする。

② 沸かした湯で好みのかたさにゆで、湯をきる。粗熱がとれたら塩麹を加えてあえ、なじませる。

1人分：25kcal　塩分0.5g

アレンジ①

お酒のおつまみにもぴったりの味付け

塩麹ブロッコリーわさびマヨ

冷蔵保存約3日

材料（2人分）

ブロッコリーの塩麹漬け……100g
わさびマヨネーズ
A［マヨネーズ……大さじ1
　 練りわさび……小さじ1/2

作り方

① ボウルにわさびマヨネーズの材料を入れて混ぜ、ブロッコリーの塩麹漬けを加えてあえる。

1人分：68kcal　塩分0.7g

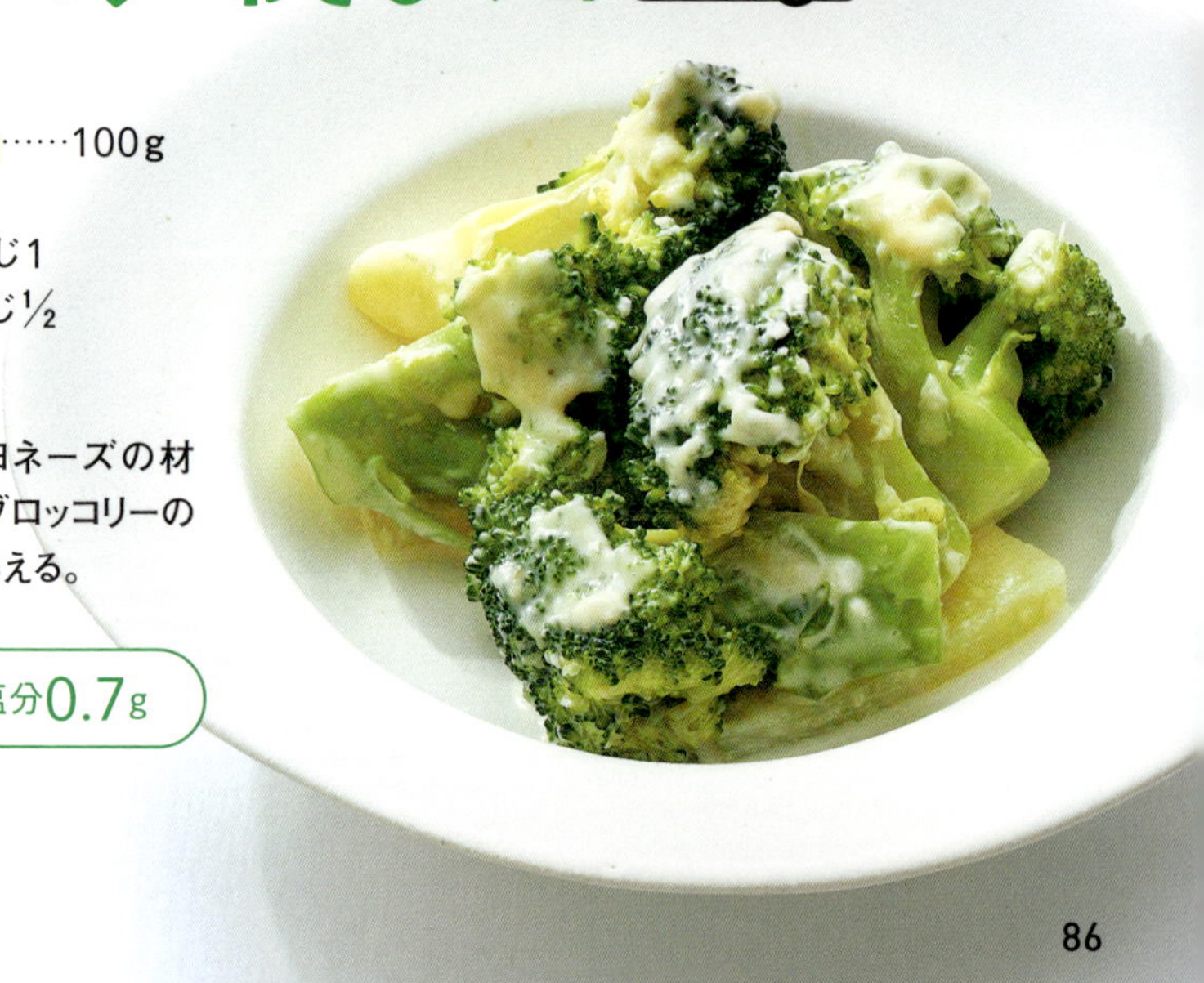

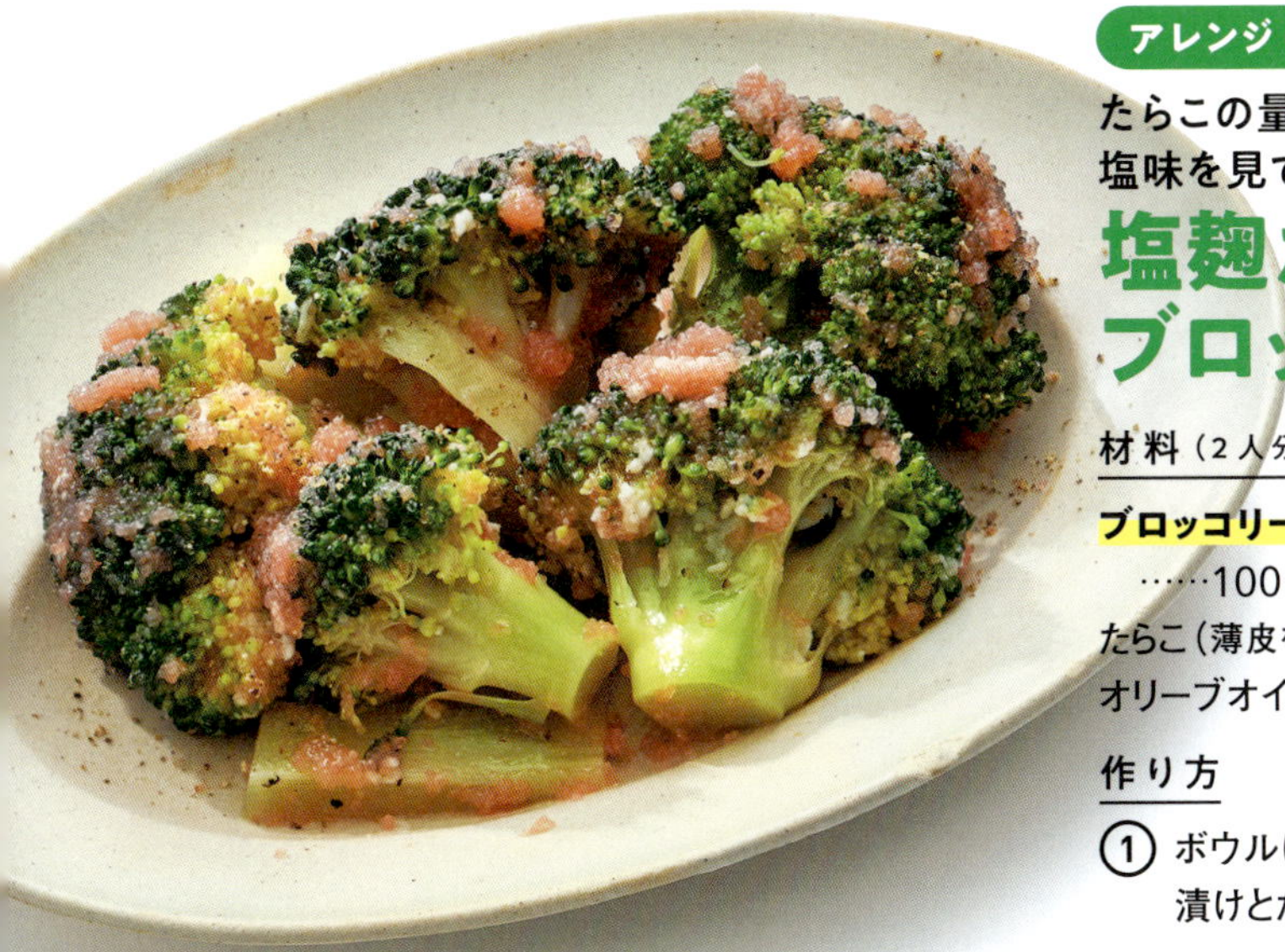

アレンジ②

たらこの量は
塩味を見て調整して

塩麹たらこ ブロッコリー

冷蔵保存約3日

材料（2人分）

ブロッコリーの塩麹漬け……100g
たらこ（薄皮をとる）……1/2腹（15g）
オリーブオイル……小さじ1

作り方

① ボウルにブロッコリーの塩麹漬けとたらこを入れてあえる。

② 器に盛り、オリーブオイルを回しかける。

1人分 53kcal 塩分0.9g

アレンジ③

意外と合う酢みそとブロッコリー

塩麹ブロッコリー酢みそ

冷蔵保存約3日

材料（2人分）

ブロッコリーの塩麹漬け……100g
からし酢みそ
A［砂糖・みそ・酢……各小さじ2
　練りがらし……小さじ1/2

作り方

① ボウルにからし酢みその材料を入れて混ぜる。

② 器にブロッコリーの塩麹漬けを盛り、①をかける。

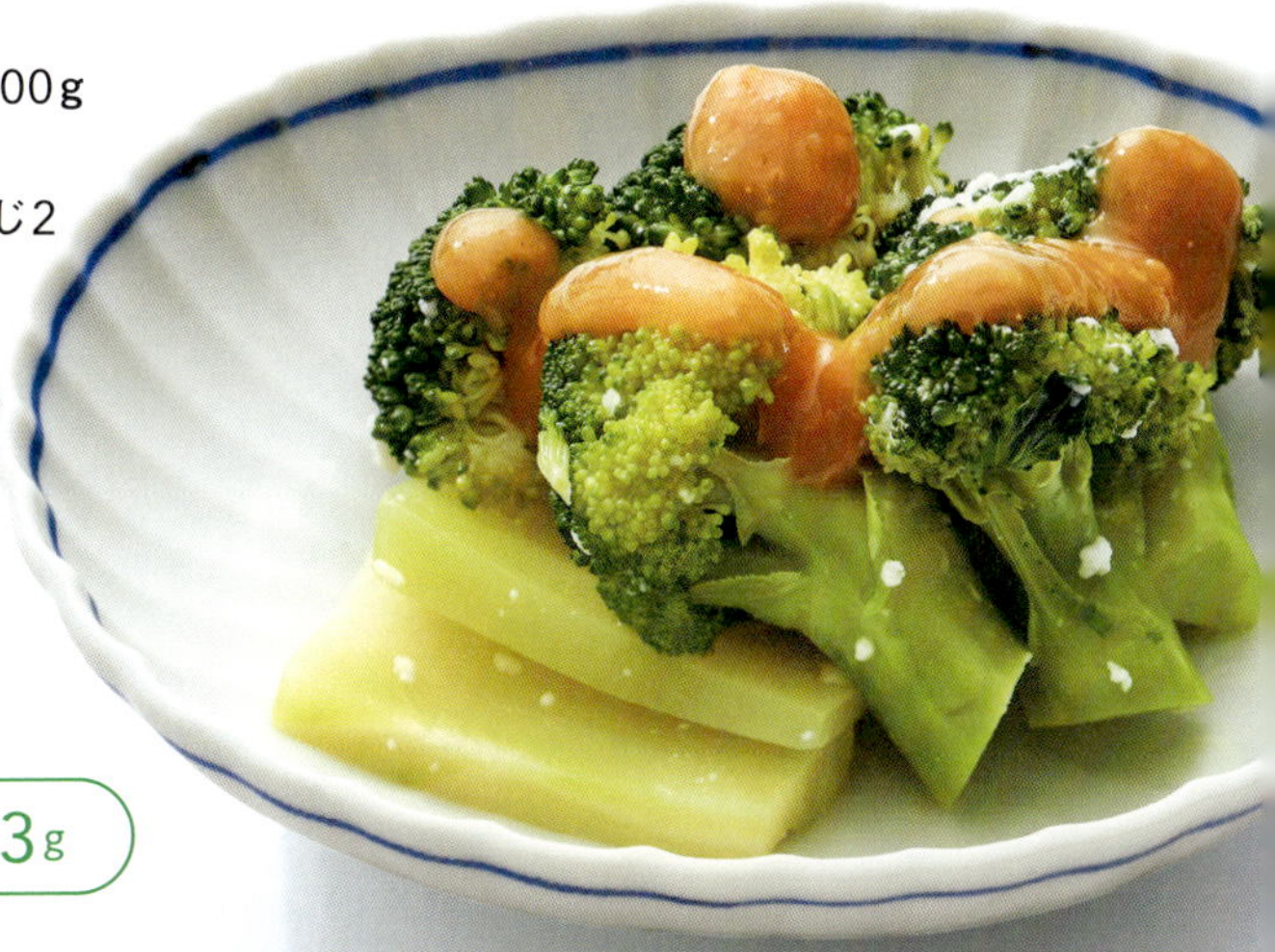

1人分 52kcal 塩分1.3g

基本

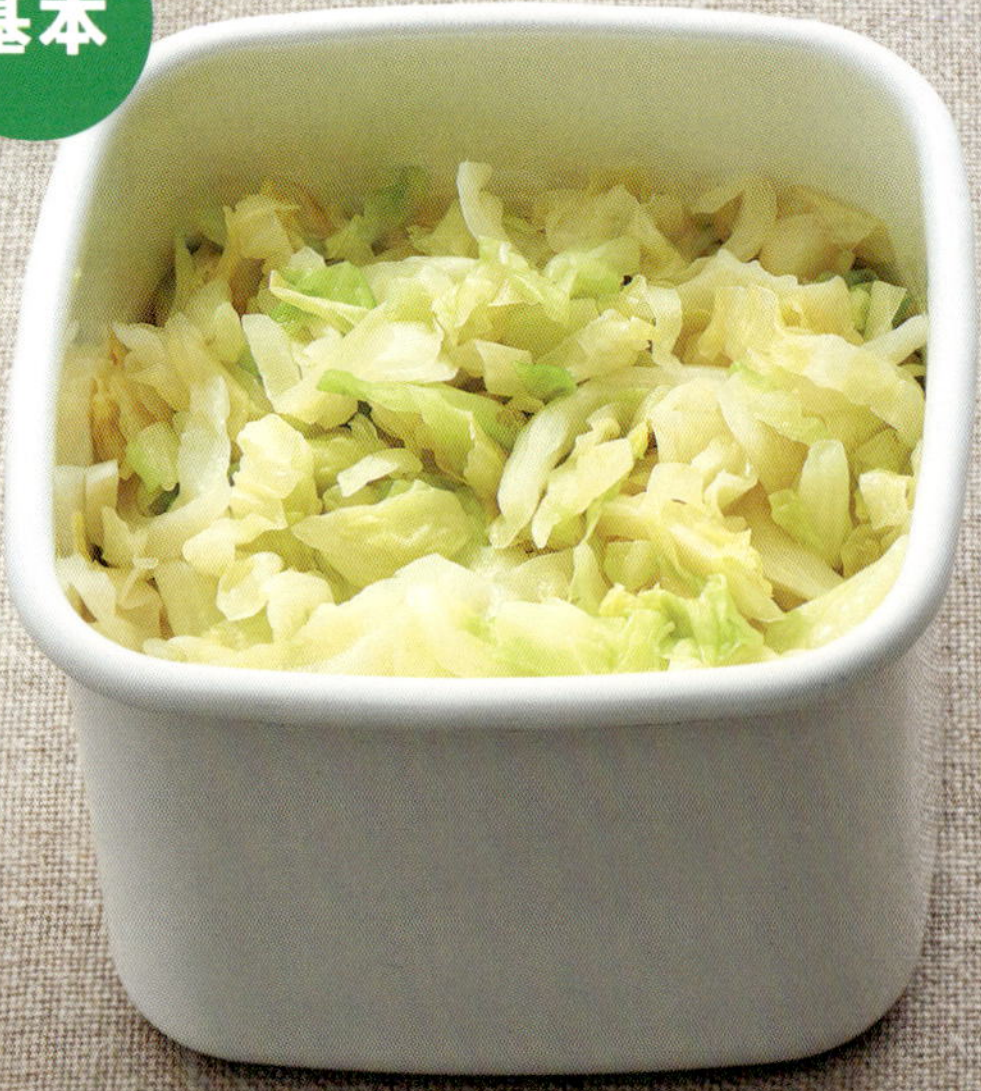

基本からアレンジまで
自由自在

塩ゆでキャベツ

冷蔵保存約3日

材料（作りやすい分量）

キャベツ……1/3個（400g）
塩……大さじ1と1/2

作り方

① キャベツは7～8mm幅に切る。

② 沸かした湯1Lに塩、①を入れ、再沸騰したら10秒ほどゆでて湯をきる。粗熱がとれたら水けを絞る。

1人分　23kcal　塩分0.1g

アレンジ①

1人分　46kcal　塩分0.5g

ごま油でお酒もすすむ

ゆでキャベツのしょうがだれ

冷蔵保存約3日

材料（2人分）

塩ゆでキャベツ……120g
A
- しょうが（すりおろし）……1かけ分
- ごま油……小さじ1
- 顆粒鶏ガラスープの素……小さじ1/3
- 水……小さじ1/2～小さじ1

万能ねぎ（小口切り）・粗びき黒こしょう……各適量

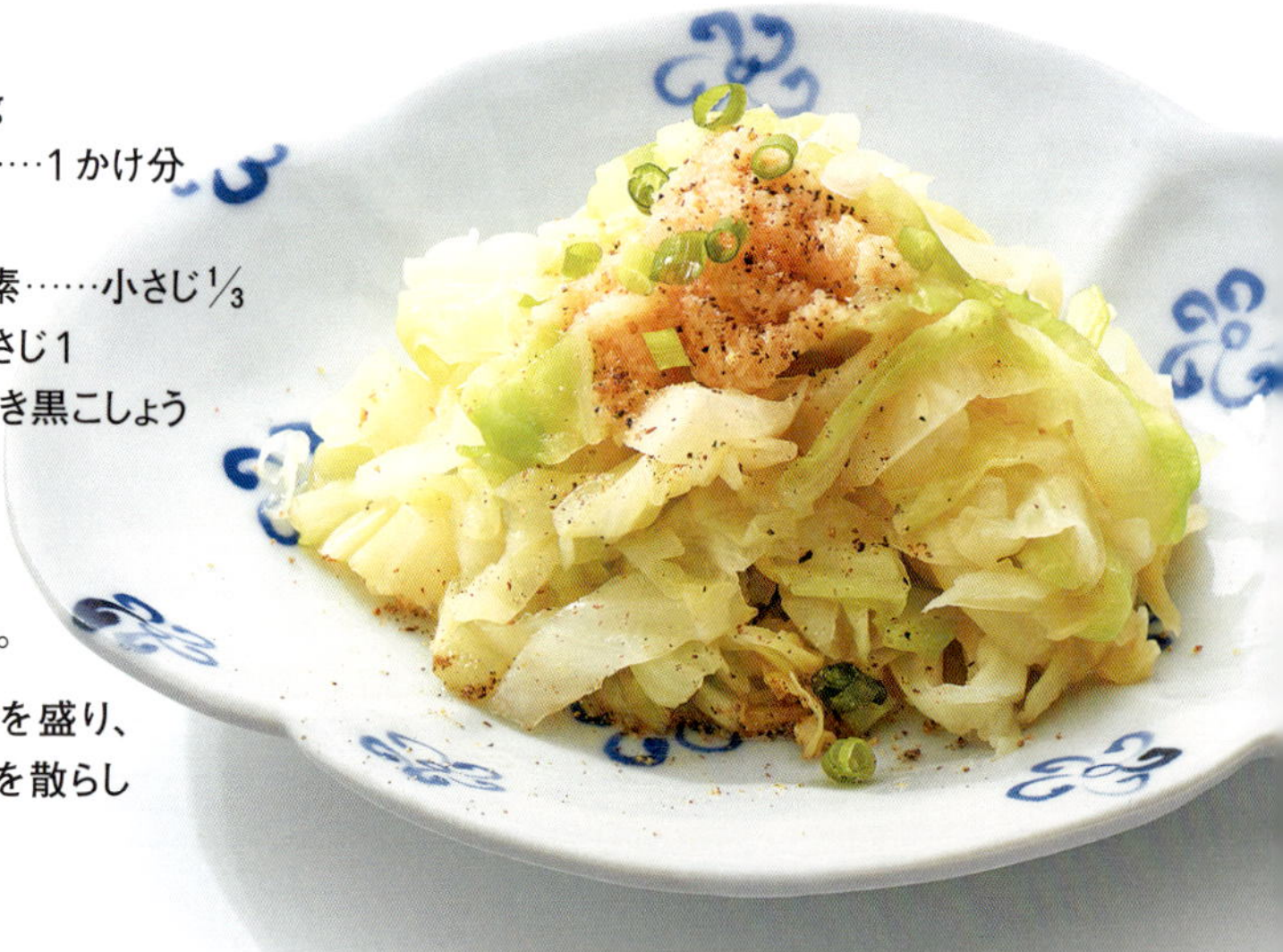

作り方

① Aの材料をよく混ぜる。

② 器に塩ゆでキャベツを盛り、①をかけ、万能ねぎを散らして黒こしょうをふる。

アレンジ②

1人分　52kcal　塩分0.9g

自家製ドレッシングと相性抜群

ゆでキャベツのドレッシングあえ

冷蔵保存約3日

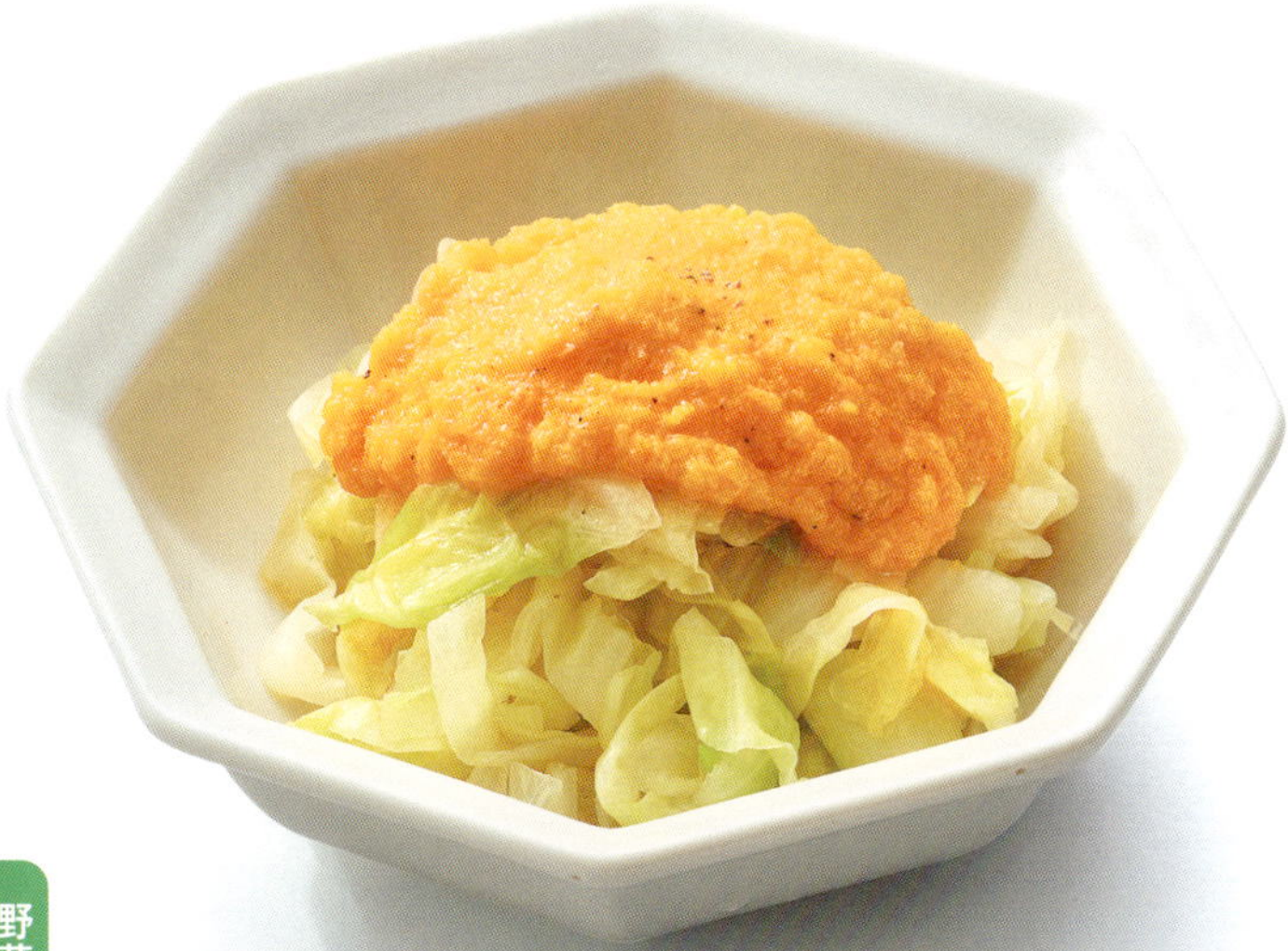

材料（1人分）

塩ゆでキャベツ……50g
にんじんと玉ねぎのドレッシング（P85より）……大さじ1
粗びき黒こしょう……適量

作り方

① 器に塩ゆでキャベツを盛り、ドレッシングをかけ、黒こしょうをふる。

アレンジ③

1人分　56kcal　塩分0.6g

にんにくで炒めてもOK

ゆでキャベツのガーリック炒め

冷蔵保存約3日

材料（2人分）

塩ゆでキャベツ……150g
にんにく（薄切り）……1片分
しょうゆ……少々
オリーブオイル……大さじ1/2
粗びき黒こしょう……適量

作り方

① フライパンにオリーブオイル、にんにくを入れて弱火にかけ、香りが立ったら塩ゆでキャベツを加えて強火で炒める。軽く焼き色がついたらしょうゆを加え、ひと混ぜする。

② 器に盛り、黒こしょうをふる。

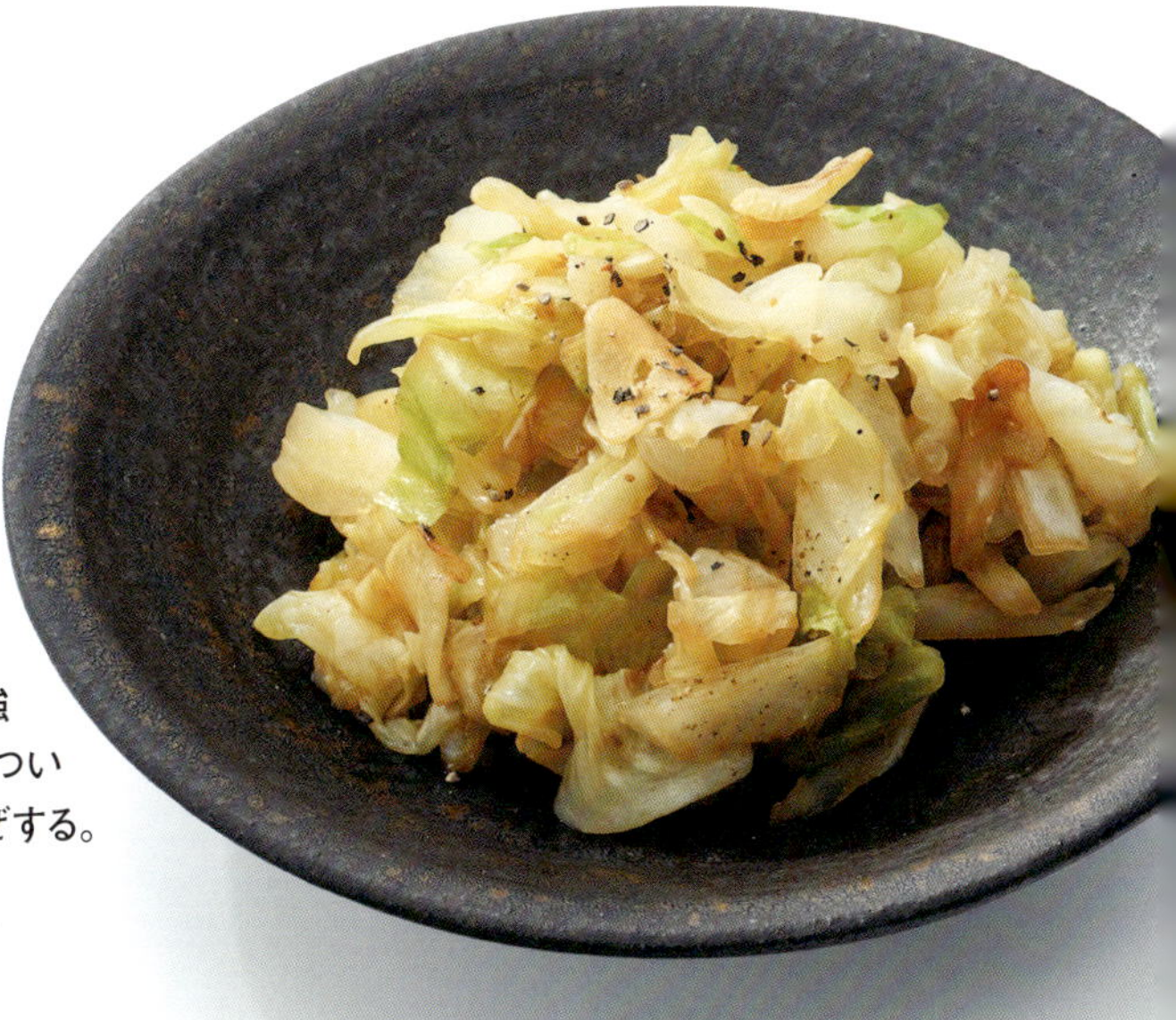

基本

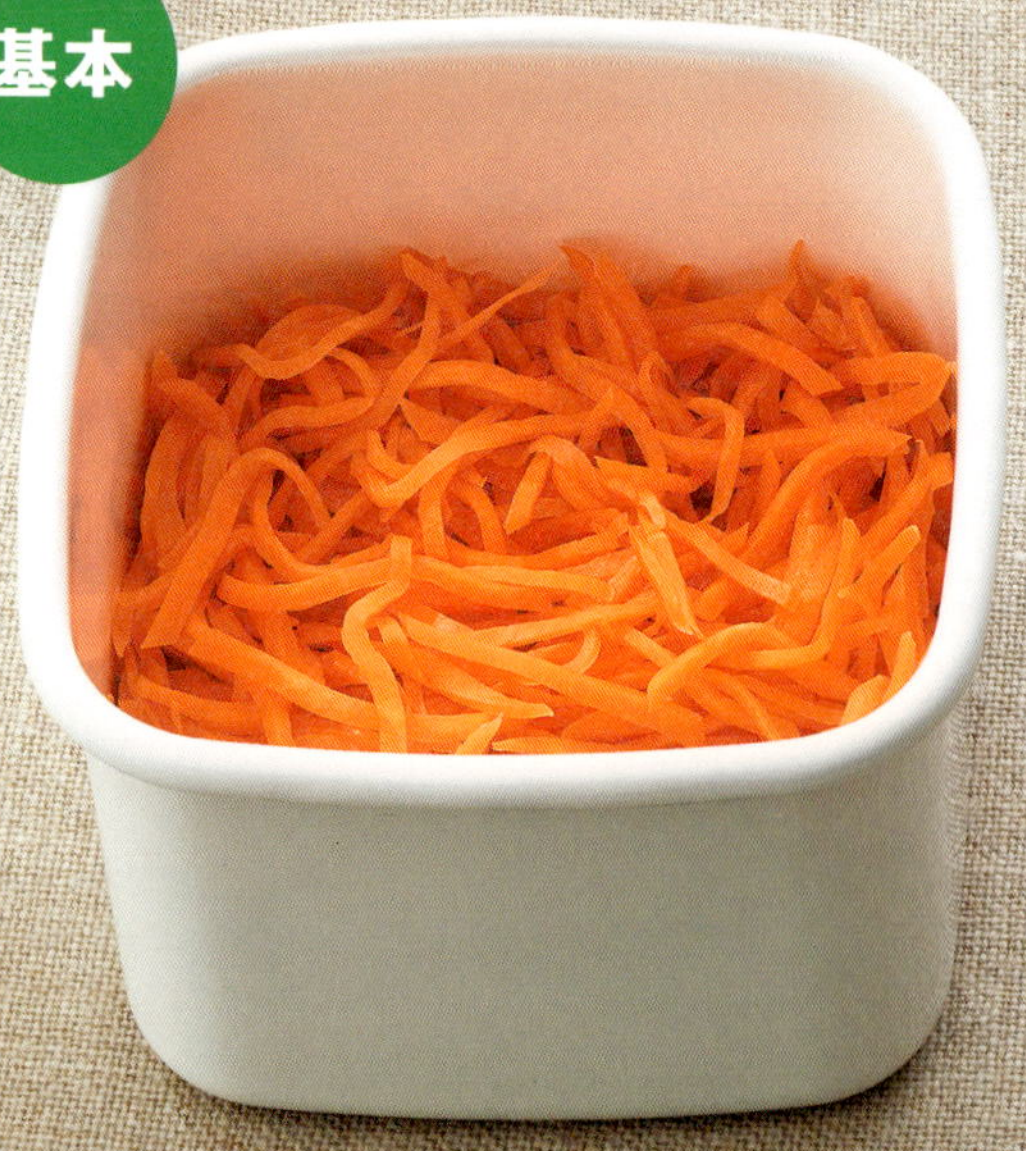

にんじんを
大量消費したいならこれ

にんじんの塩もみ

冷蔵保存約3日

材料（4人分）

にんじん……2本
塩……小さじ1

作り方

① にんじんはせん切りにする。ボウルに入れ、塩をまぶしてもみ、10分ほどおいて水けをよくきる。

1人分 24kcal 塩分0.8g

アレンジ①

定番副菜も作り置きがあればすぐ

にんじんラペ

冷蔵保存約3日

1人分 68kcal 塩分0.8g

材料（2人分）

にんじんの塩もみ……80g
A［酢・オリーブオイル……各小さじ2
　 砂糖……小さじ1
粗びき黒こしょう……適量

作り方

① ボウルににんじんの塩もみ、Aを入れて混ぜ合わせる。

② 器に盛り、黒こしょうをふる。

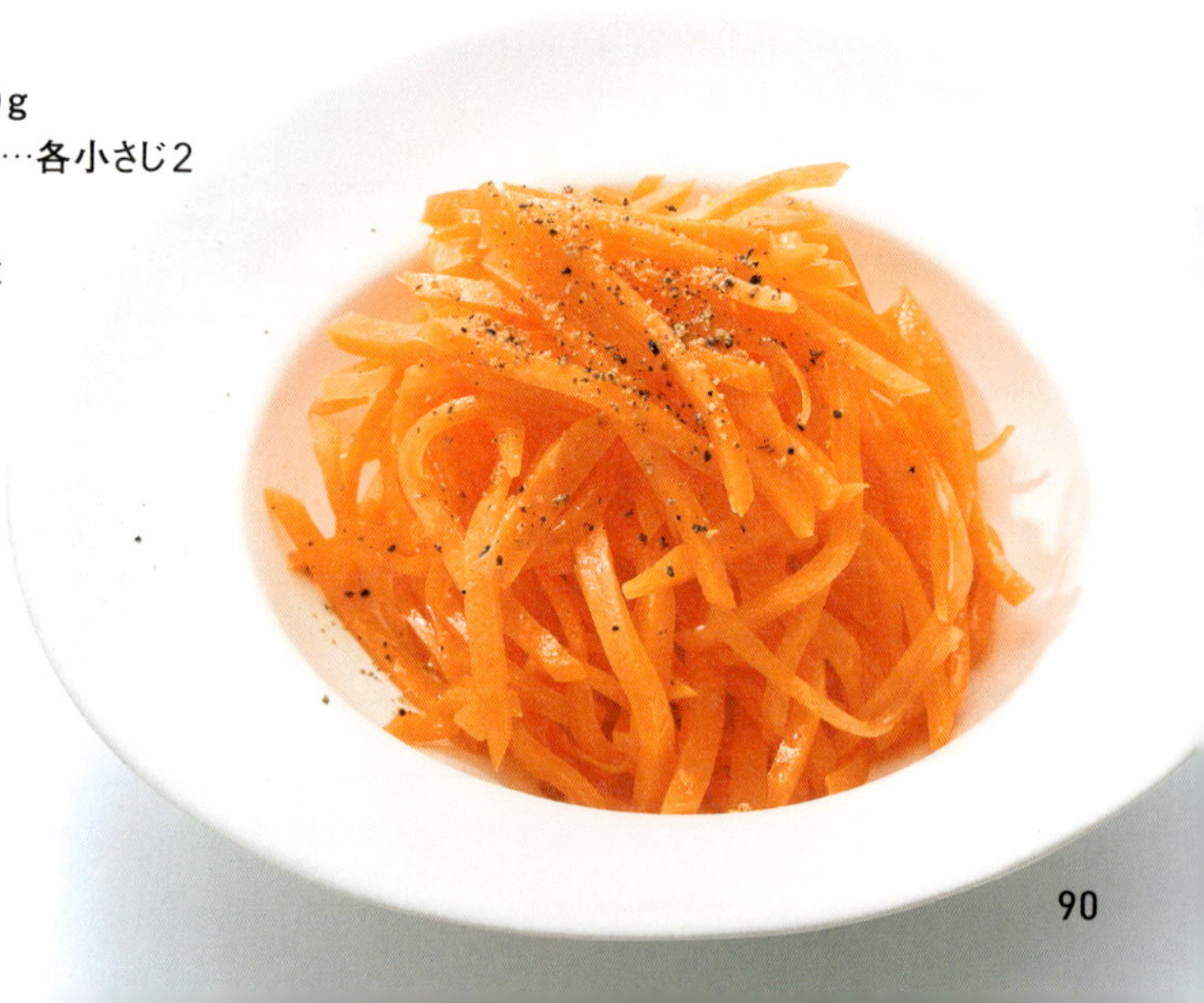

アレンジ②

子どもも大好きな味付け

にんじんナムル

冷蔵保存約3日

1人分　48kcal　塩分1.0g

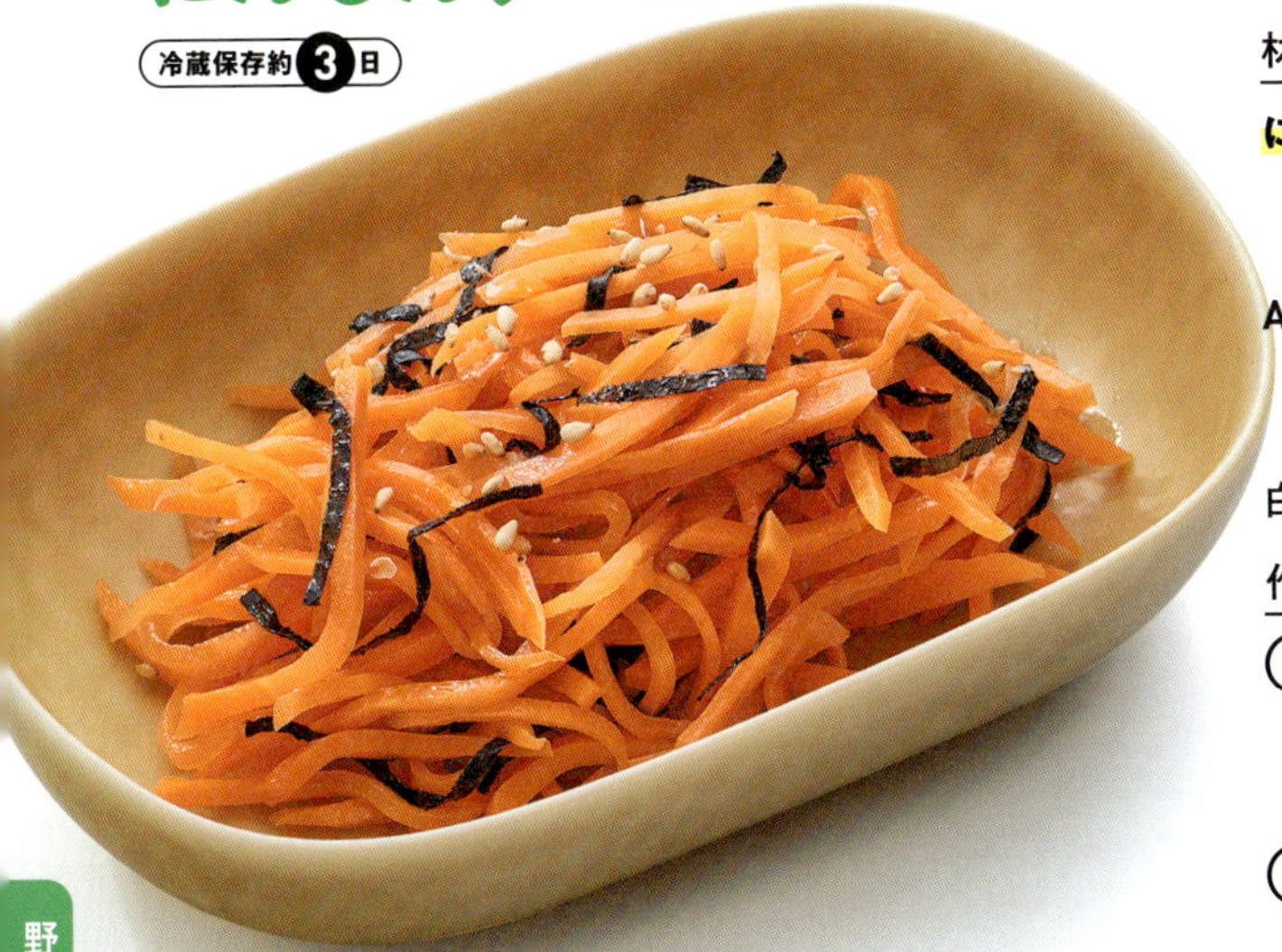

材料（2人分）

にんじんの塩もみ……80g

A
- 顆粒鶏ガラスープの素・**にんにく**（すりおろし）……各小さじ1/4
- ごま油……小さじ1
- 刻みのり……ひとつまみ

白いりごま……適量

作り方

① ボウルににんじんの塩もみ、Aを入れて混ぜ合わせる。

② 器に盛り、白ごまをふる。

アレンジ③

マスタードで味がひきしまる

にんじんのツナあえ

冷蔵保存約3日

1人分　56kcal　塩分1.3g

材料（2人分）

にんじんの塩もみ……80g

ツナ缶……1/2缶（缶汁含む）

A
- マスタード・レモン汁……各小さじ1
- 粗びき黒こしょう……少々

パセリ（みじん切り）……適量

作り方

① ボウルににんじんの塩もみ、ツナ缶、Aを入れて混ぜ合わせる。

② 器に盛り、パセリを散らす。

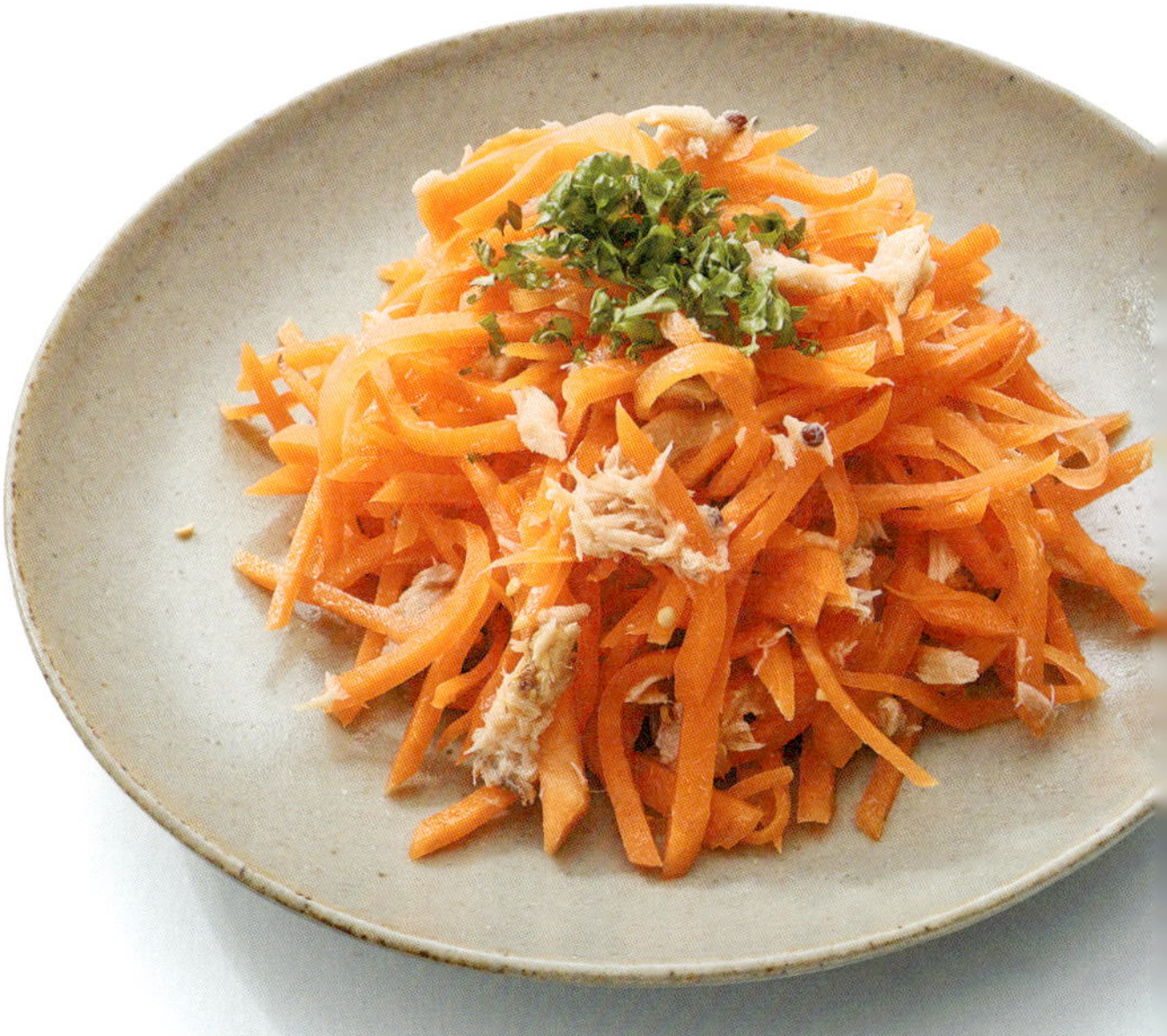

基本

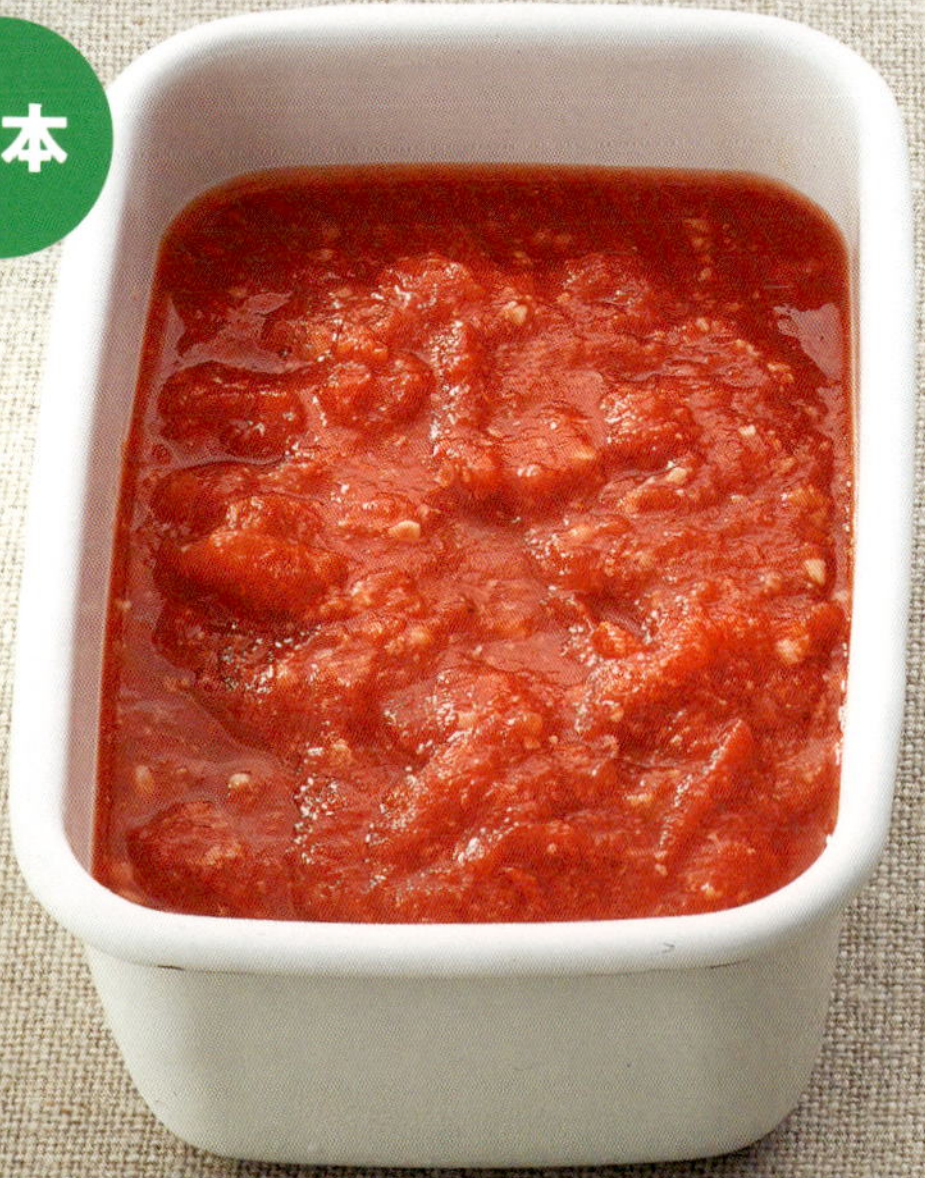

みりんでトマトの酸味を
やわらかに

塩麹
トマトソース

冷蔵保存約5日

材料（作りやすい分量）

トマト水煮缶……1缶（400g）
塩麹・みりん……各大さじ2

作り方

① 鍋に材料をすべて入れて火にかけ、沸騰したら中火で5分煮詰める。

大さじ1　12kcal　塩分0.2g

アレンジ①

ヘルシーなささみをチリ風味炒めに

ささみのトマトソース炒め

冷蔵保存約3日

1人分　121kcal　塩分2.0g

材料（2人分）

鶏ささみ……2本（100g）
塩……ひとつまみ　片栗粉……大さじ1
長ねぎ……5cm　酒……大さじ1

A
- **塩麹トマトソース**……大さじ4
- 砂糖……大さじ1
- 顆粒鶏ガラスープの素・酢……各小さじ1
- 豆板醤……小さじ1/4

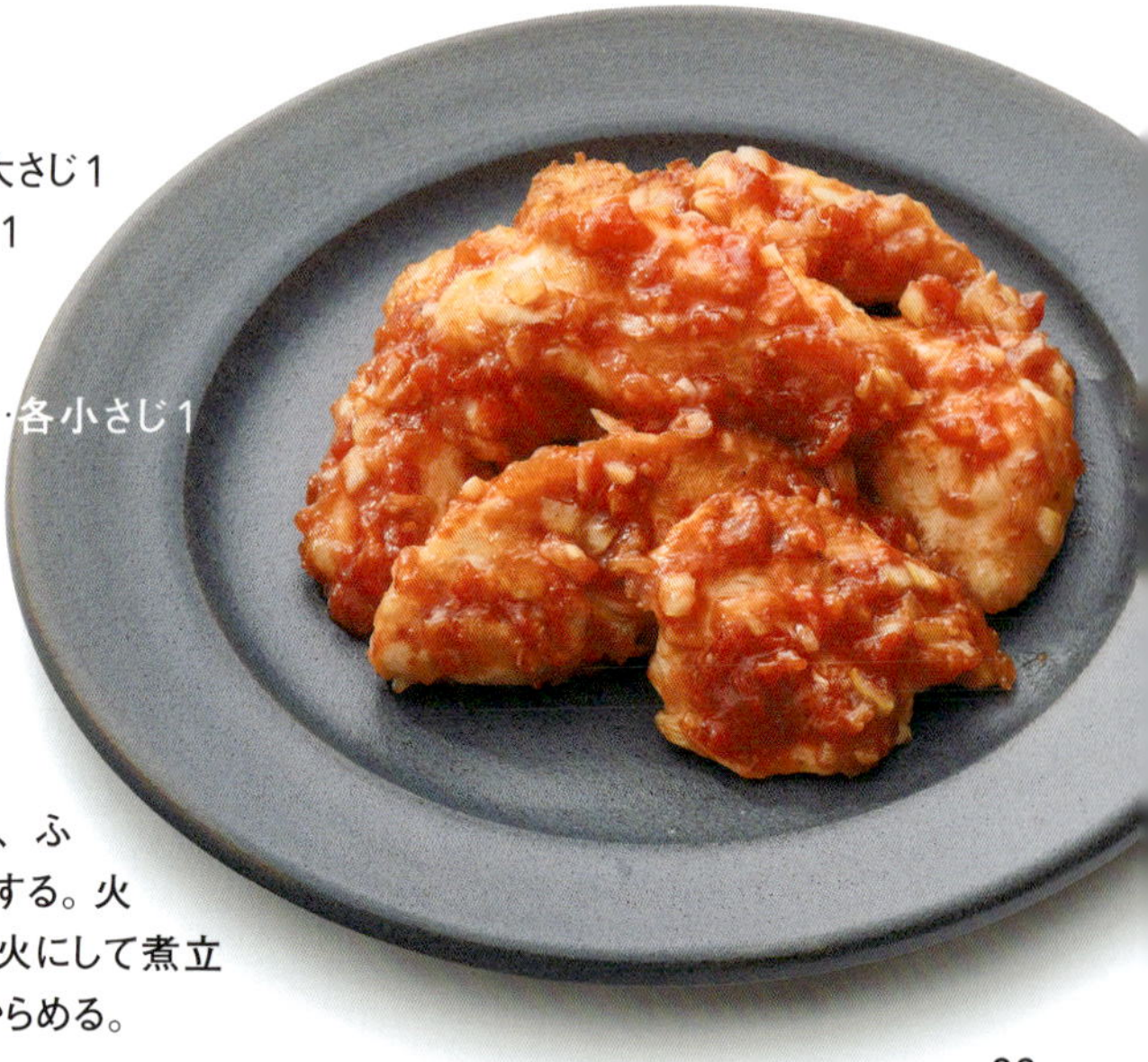

作り方

① ささみは筋を除き、ひと口大に切って塩、片栗粉をまぶす。長ねぎはみじん切りにする。

② フライパンにささみ、酒を入れ、ふたをして弱火で5分蒸し焼きにする。火が通ったらAを加えて混ぜ、中火にして煮立たせ、長ねぎを加えて全体にからめる。

アレンジ②

ボリューム満点のメインおかずもすぐ

トマトソース ポークチャップ

冷蔵保存約3日

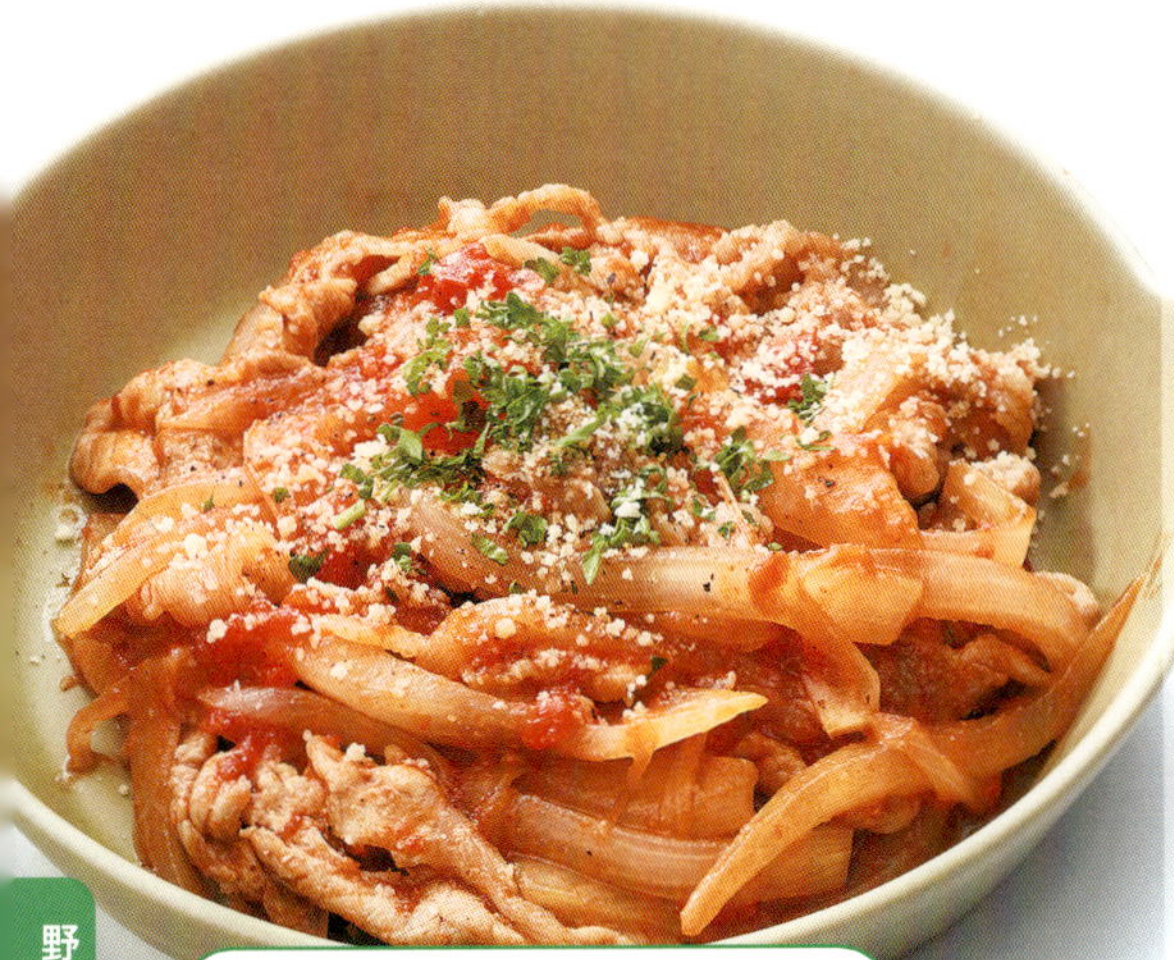

1人分 233kcal 塩分1.4g

材料（2人分）

豚こま切れ肉……200g　塩……少々
粗びき黒こしょう……適量
玉ねぎ……$\frac{1}{2}$個
A
- **塩麹トマトソース**……大さじ3
- 水……大さじ1
- はちみつ……小さじ2
- しょうゆ……小さじ1

粉チーズ・パセリ……各適量

作り方

① 豚肉に塩・黒こしょう少々をふってなじませる。玉ねぎはくし形切りにする。

② フライパンに玉ねぎ、水大さじ1を入れ、ふたをして弱火で5分ほど蒸し焼きにする。豚肉を加えて炒め、肉に火が通ったらAを加えて全体にからめる。

③ 器に盛り、粉チーズ、黒こしょう適量をふり、パセリを散らす。

アレンジ③

1人分 238kcal 塩分1.7g

パンにもよく合う

トマトソースでピザトースト

冷蔵保存約3日

材料（1人分）

食パン……1枚
塩麹トマトソース……大さじ2
ピーマン……$\frac{1}{2}$個
ピザ用チーズ……大さじ1
粗びき黒こしょう……適量

作り方

① ピーマンは2～3mmの輪切りにする。

② 食パンに塩麹トマトソースを塗り広げ、①、チーズをのせて黒こしょうをふり、オーブントースターか魚焼きグリルでチーズが溶けるまで焼く。

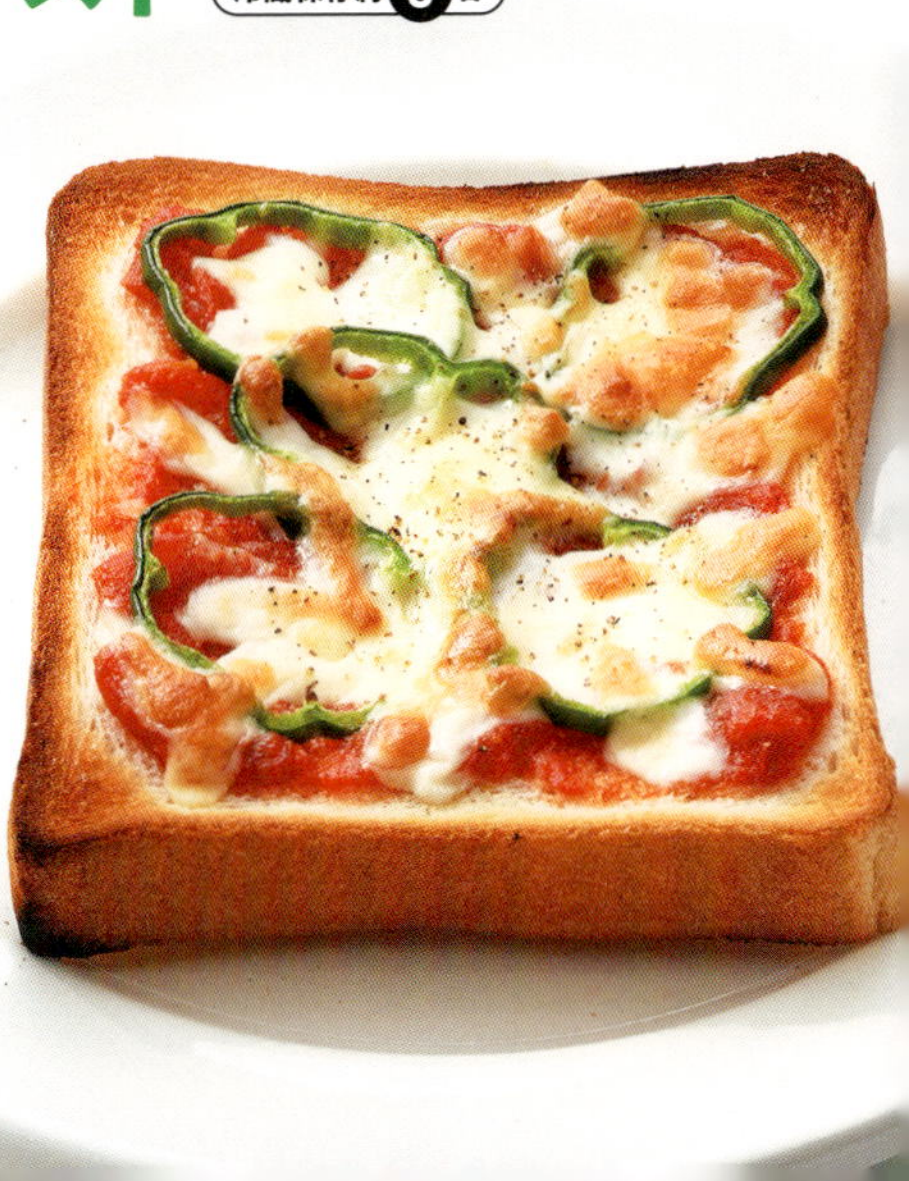

基本

メインおかずの付け合わせにも

玉ねぎの酢漬け

冷蔵保存約5日

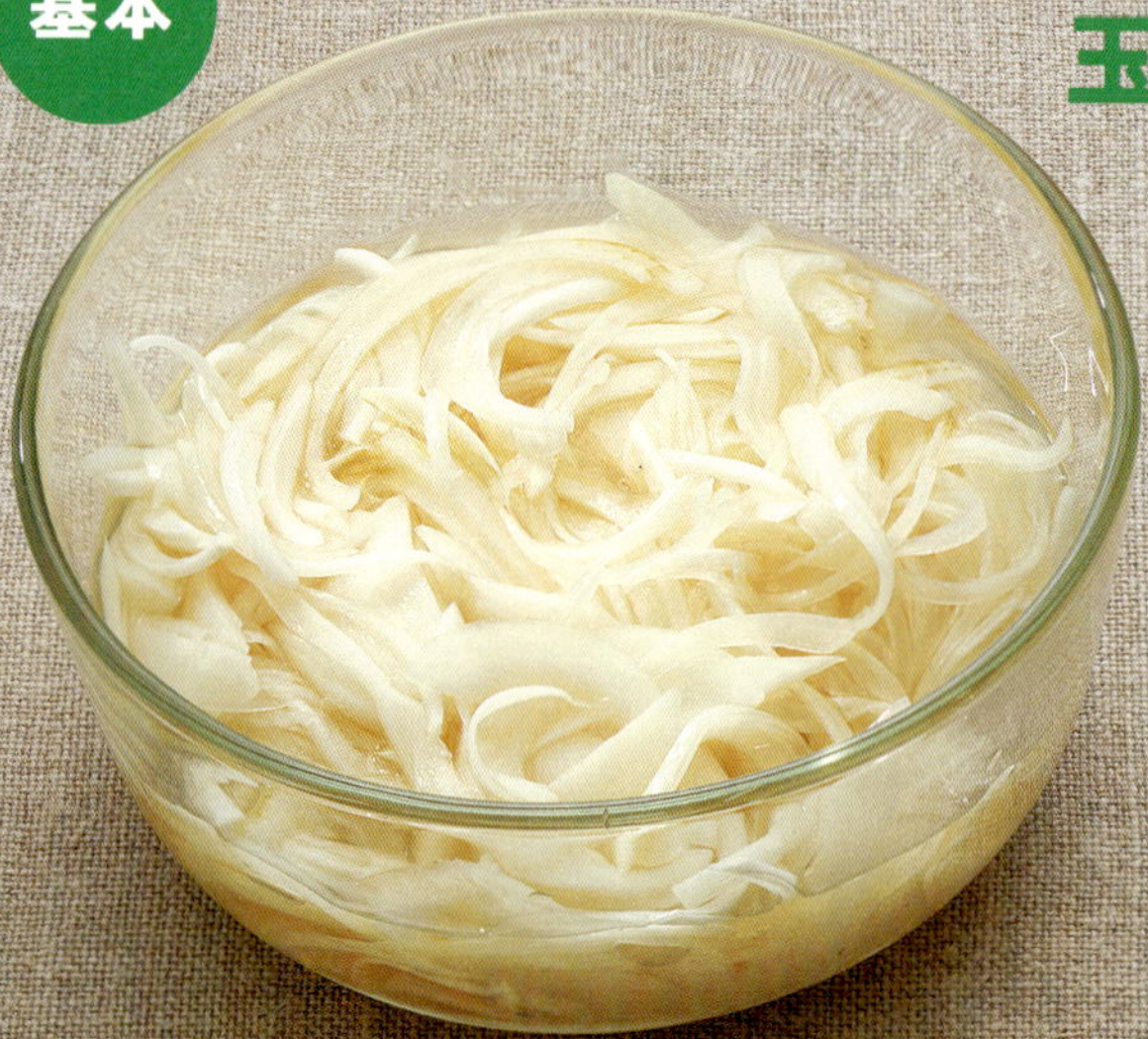

1人分 40kcal 塩分0.8g

材料（4人分）

玉ねぎ……1個

A
- 米酢……100ml
- 水……50ml
- はちみつ……大さじ1
- 塩……小さじ$\frac{2}{3}$

作り方

① 玉ねぎは薄切りにし、耐熱容器に入れる。

② 鍋にAの材料を入れて火にかけ、沸騰直前で火を止め、①に注ぐ。冷めたら冷蔵庫で保存する。

アレンジ①

基本の酢漬けがあればあっという間

玉ねぎ酢漬けで南蛮あえ

冷蔵保存約3日

材料（2人分）

玉ねぎの酢漬け……50g（漬け汁大さじ2を含む）

なす……2本

パプリカ（赤）……$\frac{1}{4}$個

A
- めんつゆ（3倍濃縮）……大さじ2
- 赤唐辛子……1本

お好みの油……大さじ1～

作り方

① 玉ねぎの酢漬けにAを加えて混ぜる。

② なすは乱切りにして塩水に浸し、10分ほどおいて水けをふく。パプリカは乱切りにする。

③ フライパンに油を熱し、なすの皮目を下にして並べ、空いているところにパプリカを入れる。水100mlを加えてすぐにふたをし、強火で3～4分加熱し、ふたをとって水分を飛ばす。熱いうちに①に加え、30分ほど漬ける。

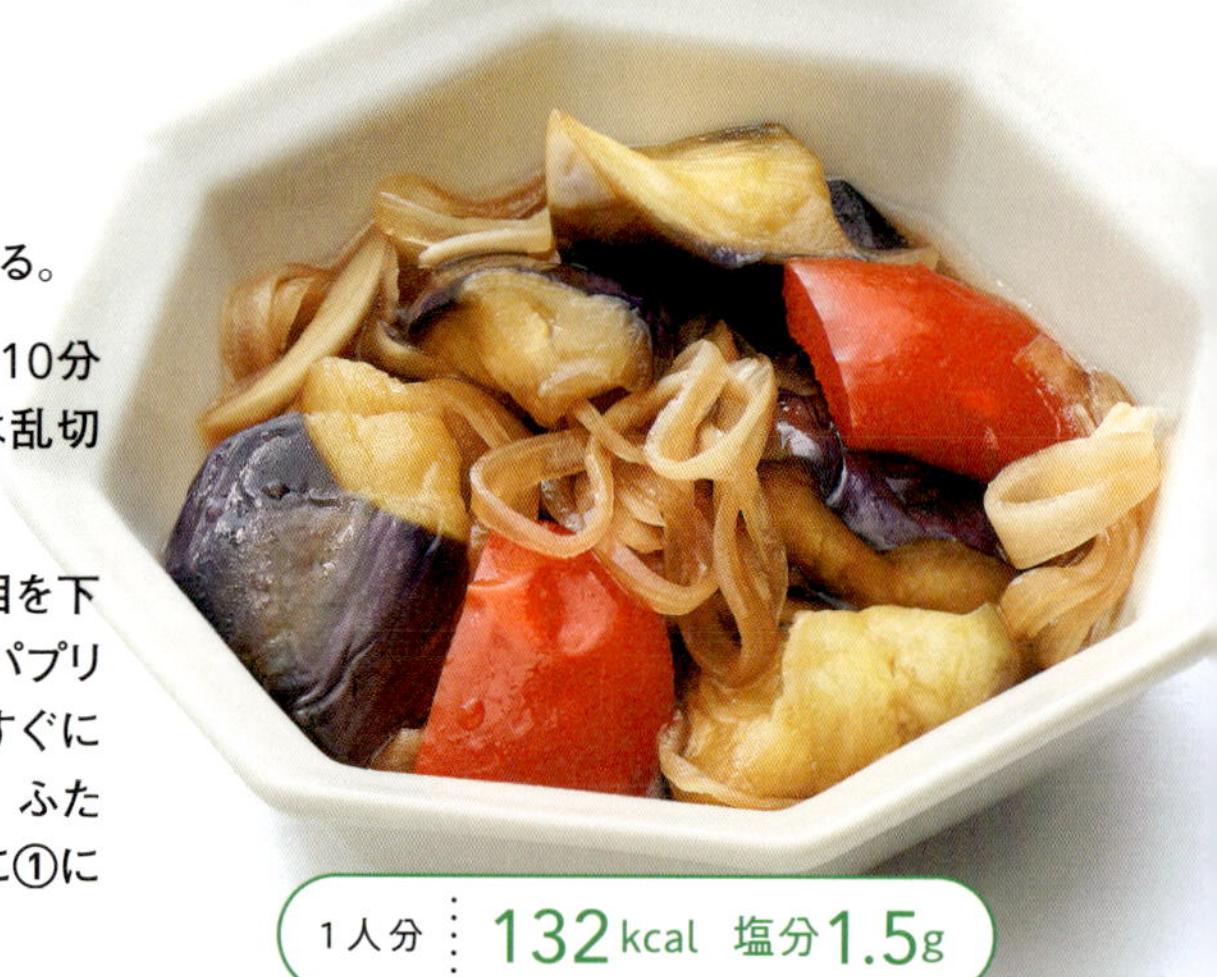

1人分 132kcal 塩分1.5g

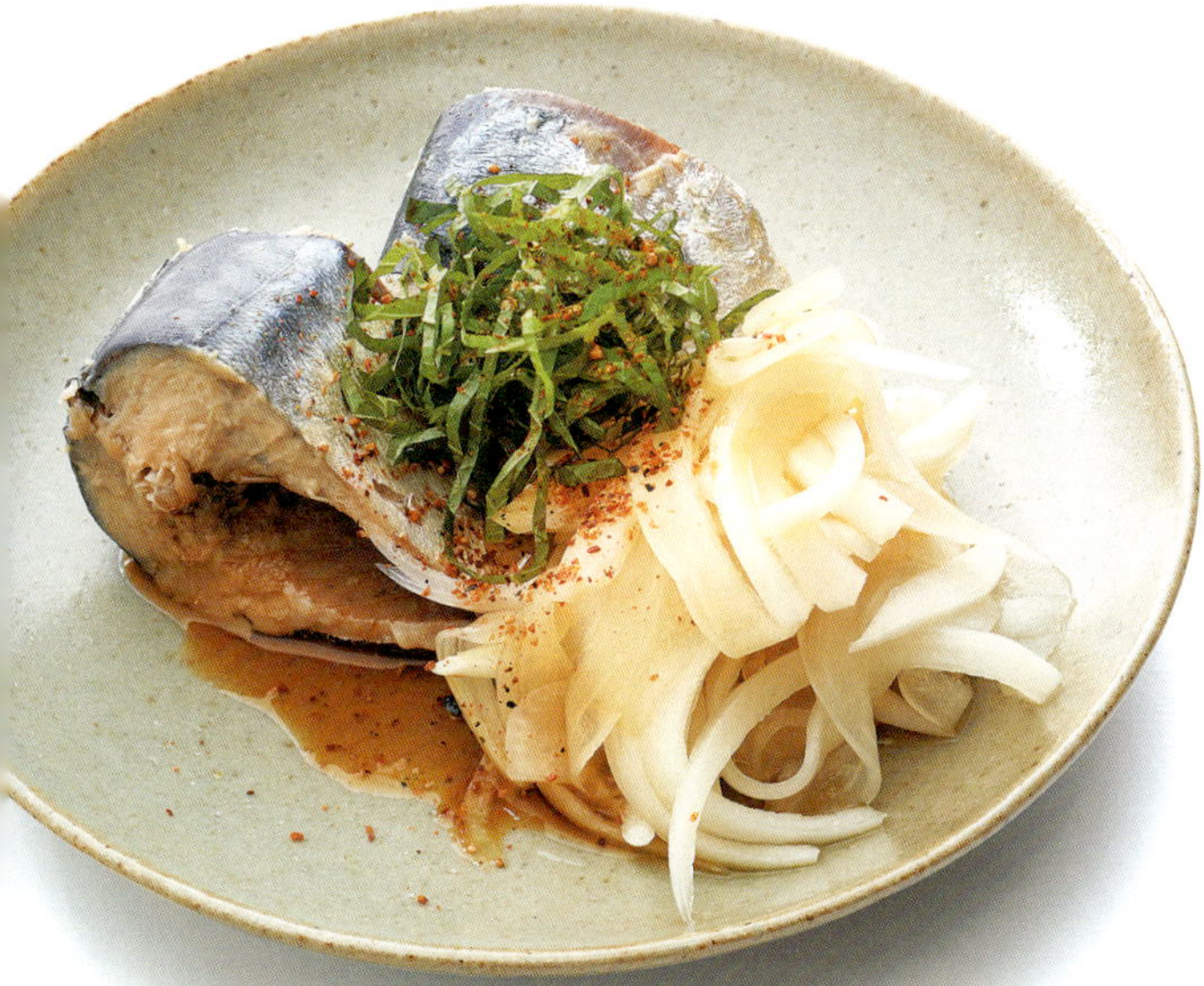

アレンジ②

さば缶との相性もぴったり

さば缶と酢漬け玉ねぎ

冷蔵保存約3日

材料（1～2人分）

玉ねぎの酢漬け……25g
さば水煮缶……½缶
青じそ（せん切り）……1枚分
しょうゆ・ごま油・七味唐辛子……各少々

作り方

① 器に缶汁をきったさば缶、玉ねぎの酢漬けを盛り、しょうゆ、ごま油をかけ、青じそをのせ、七味唐辛子をふる（ご飯にのせても）。

1人分　171kcal　塩分1.6g

アレンジ③

抗がん食材のわかめと混ぜるだけ

酢漬け玉ねぎのわかめあえ

1人分　30kcal　塩分0.9g

冷蔵保存約3日

材料（2人分）

玉ねぎの酢漬け……40g
わかめ（塩蔵）……50g
しょうゆ・白いりごま……各少々

作り方

① わかめは水でもどし、しっかりと水けを絞って食べやすい大きさに切る。

② ボウルに①、玉ねぎの酢漬け、しょうゆを入れて混ぜる。

③ 器に盛り、白ごまをふる。

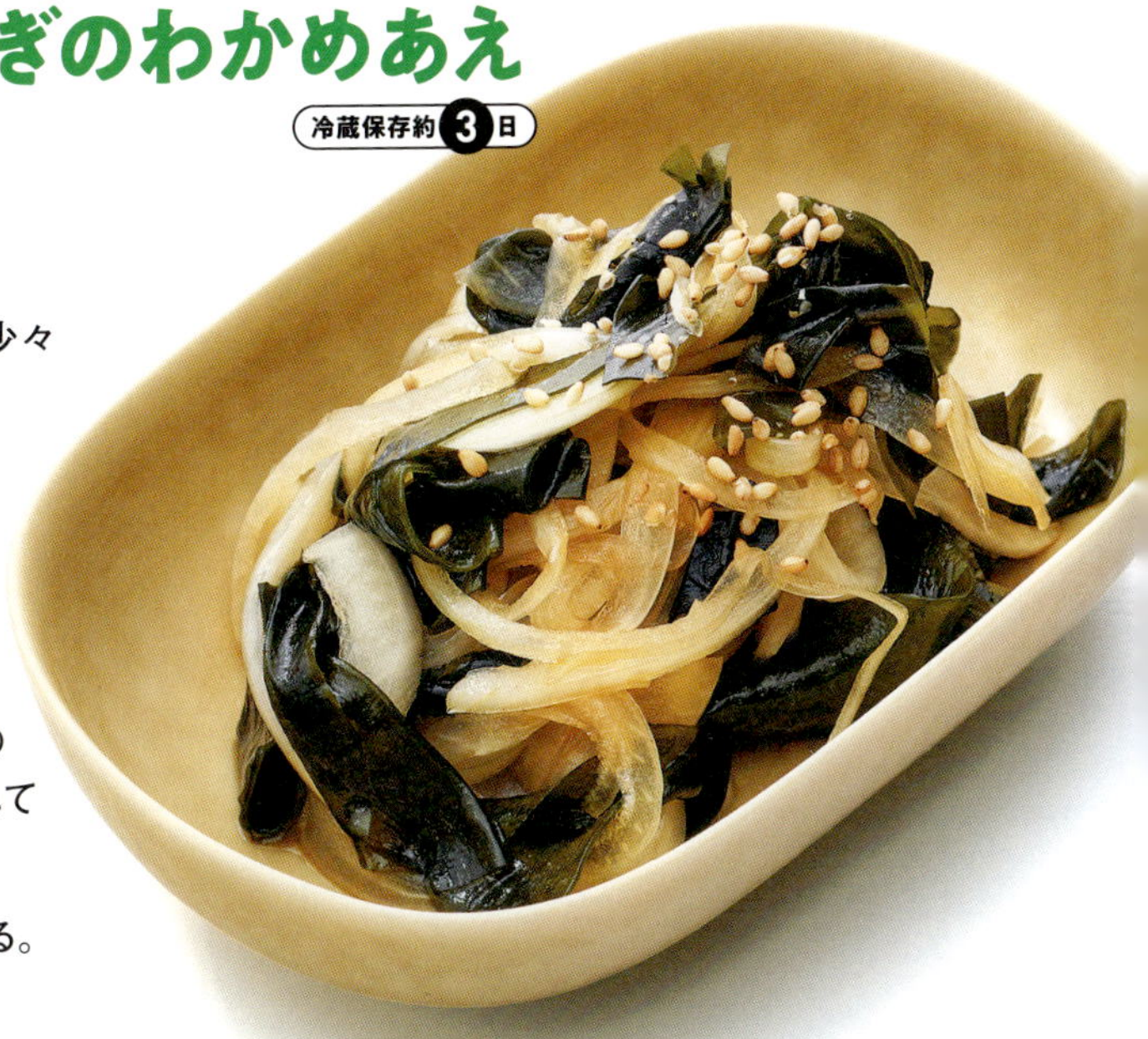

切り干し大根でバリバリ食感

はりはり漬け

冷蔵保存約5日

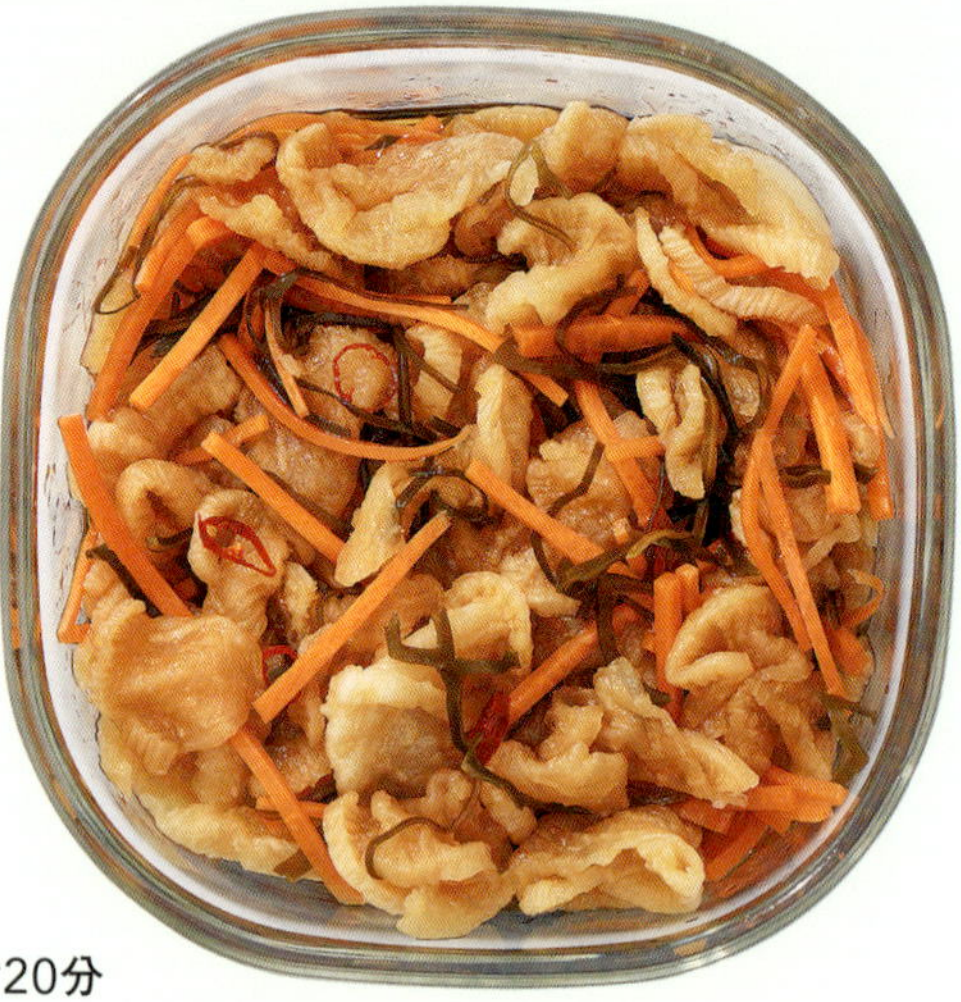

材料（4人分）

切り干し大根（割り干し）……40g
切り昆布（乾燥）……6g
にんじん……1/3本

漬け汁
- 酢……大さじ4
- 砂糖・しょうゆ……各大さじ2
- みりん……大さじ1
- 赤唐辛子（輪切り）……1/2本分
- 水……120ml

作り方

① 切り干し大根は水で洗い、たっぷりの水で20分ほどもどし、水けを絞る。切り昆布は水で洗い、水けをきる。合わせて保存容器に入れる。

② にんじんはせん切りにする。

③ 鍋に②、漬け汁の材料を入れて火にかけ、沸騰したら①に加えて漬ける。

1人分　67kcal　塩分1.3g

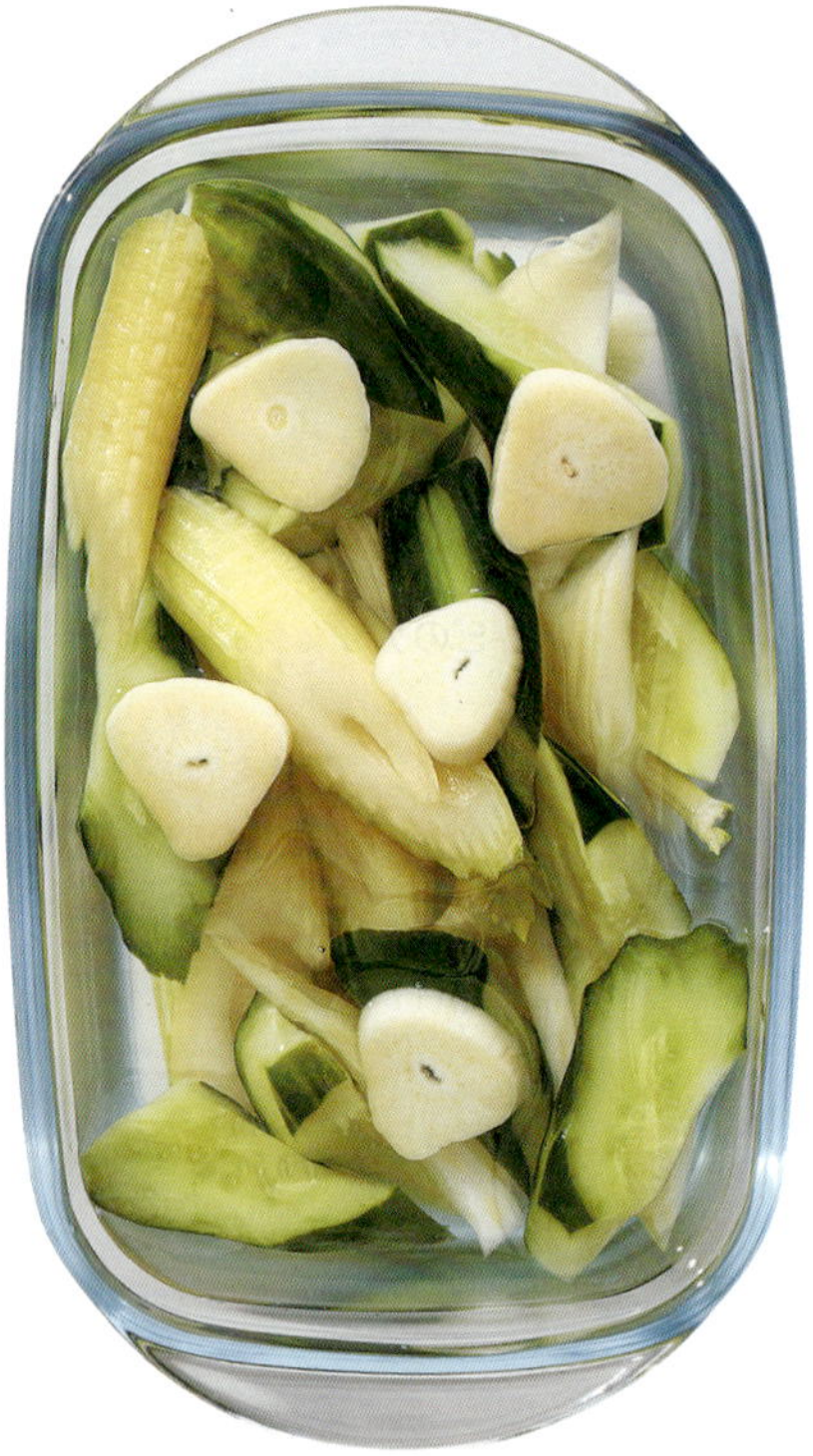

漬け物でにんにくパワー注入

にんにくときゅうりの漬け物

冷蔵保存約5日

材料（4人分）

きゅうり……1本　セロリ……1/2本
にんにく……1片

A
- 塩……小さじ1
- 水……200ml

作り方

① きゅうりはところどころ皮をむき、乱切りにする。セロリは乱切りに、にんにくは薄切りにする。

② 保存容器に①を入れ、よく混ぜたAを注ぐ。

1人分　6kcal　塩分0.8g

レシピの注意点と補足

■保存方法について■

◎保存は必ず冷蔵庫で。容器はきれいに洗って完全に乾燥させたものを使ってください。

◎加熱調理した温かい料理は保存容器に入れてよく冷ましてからふたをしてください。温かいままふたをすると内側に水滴がつき、傷みの原因になります。

◎冷蔵庫から出した常備菜を温めるときは電子レンジ加熱、または小鍋や小さいフライパンに食べる分だけ移して温め直してください。容器から取り出すときは清潔な箸やスプーンを使いましょう。

■魚の缶詰について■

◎鮭の缶詰は、べにざけやしろざけではなく、オメガ３脂肪酸が多く含まれているカラフトマスを原料にしたものを使ってください。

◎本書レシピの栄養価データは「日本食品標準成分表」にのっとっていますが、魚の缶詰に関しては、うまみを含む缶汁ごと使いたいため、マルハニチロ株式会社の各商品（「さば水煮」、「北海道のいわし水煮」、「あけぼのさけ」）の栄養価データを参考にしています。

◎なお、メーカーによって塩分量に違いがあるので、上記以外の缶詰を使う場合は、味見をして他の調味料の量を調整してください。

■調味料について■

◎みそは、商品によって塩分量にかなり差があるので、レシピの分量は目安として考え、味見をして調整してください。顆粒だしや白だしや塩麹も同様です。

◎顆粒鶏ガラスープの素は、食塩が入っているものを使っています。食塩不使用のスープの素を使う場合は、小さじ1に対して塩２gを目安に加えてください。

時間もやる気もないときに！
㊅超手抜き抗がん食材ワザ

いくつか「長生き常備菜」を作っていただけましたでしょうか。どのレシピも比較的簡単に作れるものですが、そうはいっても仕事や通院などで忙しくて、常備菜を作りたくても作る余裕がないときもあると思います。そんなときに限って「冷蔵庫に作り置きがない……」なんていうことも。

そこで、料理を作る時間もやる気もないときでも抗がん食材を食べる方法をご紹介します。

電子レンジでチンするだけだったり、包丁でちょっと切るだけだったりと、本当に手のかからない〝超手抜き〟なものばかり。

困ったときはぜひ、ためしてみてください。

冷凍ブロッコリーは レトルトなどにレンチンしてイン！

抗がん食材の代表格、ブロッコリー。スーパーの冷凍食品コーナーに、小房に分けて冷凍したものが売られているので、それを常備してインスタント食品などに入れると便利です。お店によっては同じアブラナ科の芽キャベツの冷凍も売っているので、それもおすすめです。

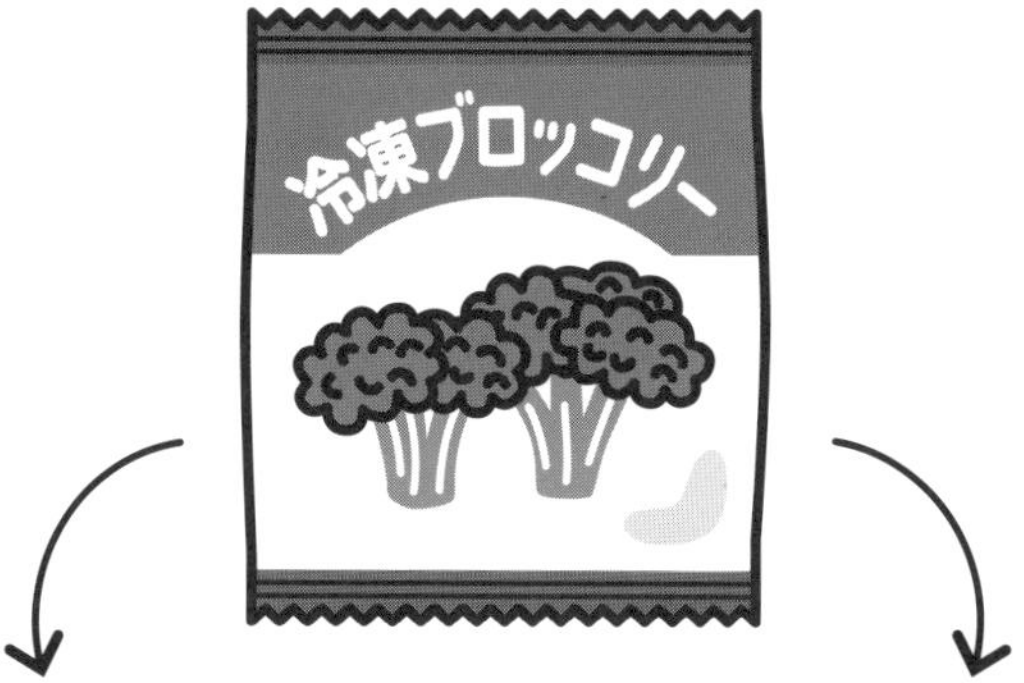

レトルトカレーに！

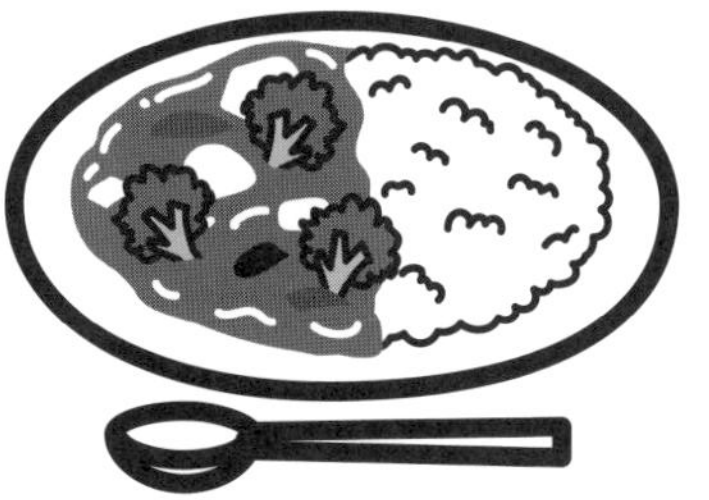

忙しいときの味方といえばレトルトカレー。でも、野菜少なめなのが気になりますよね。そんなときはぜひレンチンした冷凍ブロッコリーを。芽キャベツも合いますよ！

インスタントみそ汁に！

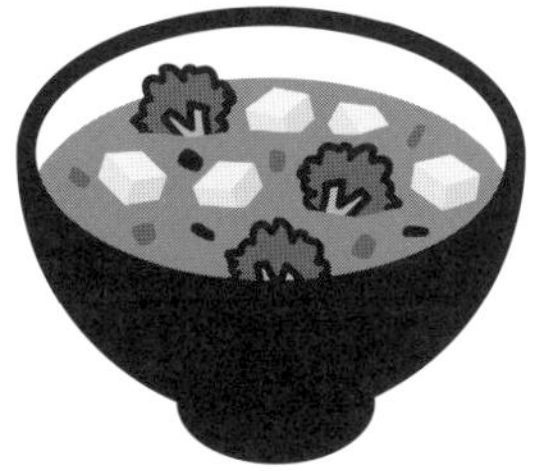

手軽に済ませたいときでも汁物はほしい人におすすめなのが、インスタントみそ汁にレンチン解凍した冷凍ブロッコリーを足す方法。あっという間に抗がんみそ汁に早変わりです！

にんじんは“うまだれ”につけてポリポリ食べると美味！

長期保存が可能なにんじんはぜひ常備したい食材。困ったときはにんじんをスティック状に切って、たれにつけて食べるだけで立派な抗がん副菜になりますよ。にんじんの皮は栄養があるので、面倒なら皮むき不要です！　３つのおすすめのたれをご紹介します。

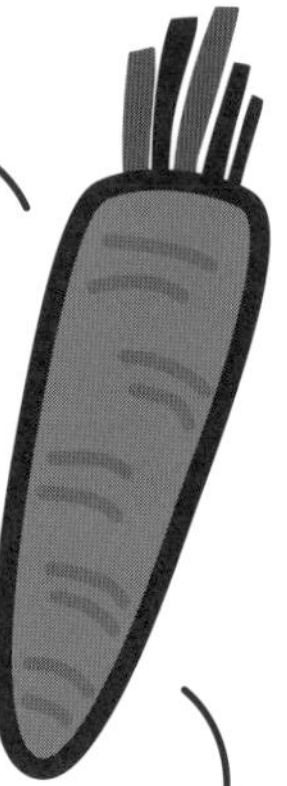

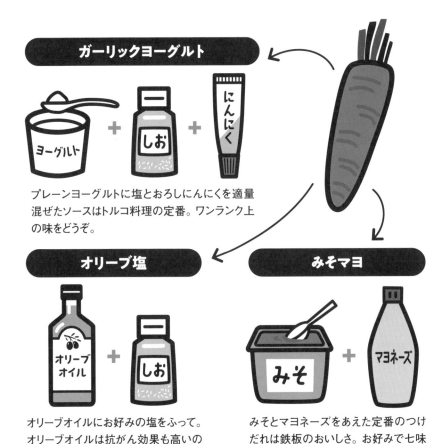

ガーリックヨーグルト

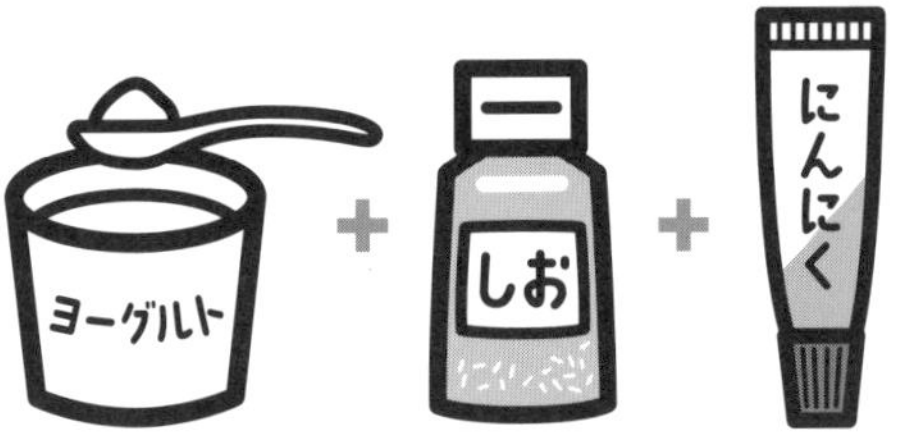

プレーンヨーグルトに塩とおろしにんにくを適量混ぜたソースはトルコ料理の定番。ワンランク上の味をどうぞ。

オリーブ塩

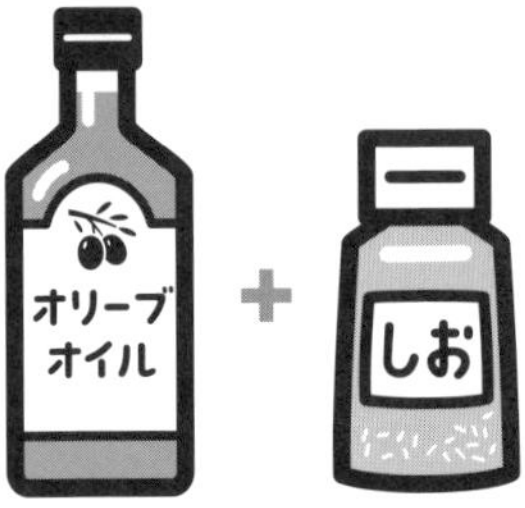

オリーブオイルにお好みの塩をふって。オリーブオイルは抗がん効果も高いのでおすすめです。

みそマヨ

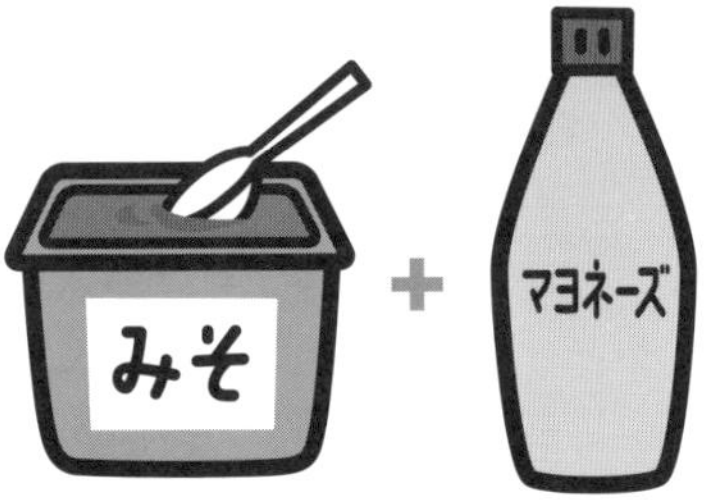

みそとマヨネーズをあえた定番のつけだれは鉄板のおいしさ。お好みで七味唐辛子や練りわさびも合いますよ！

コンビニのキャベ千は お手軽抗がんおつまみに早変わり!

コンビニエンスストアやスーパーマーケットで売っている千切りになった生キャベツ。じつはちょっと手を加えれば、ご飯のおかずはもちろん、お酒のおつまみにもぴったりなんです。塩分と飲みすぎに注意してぜひ一杯♪

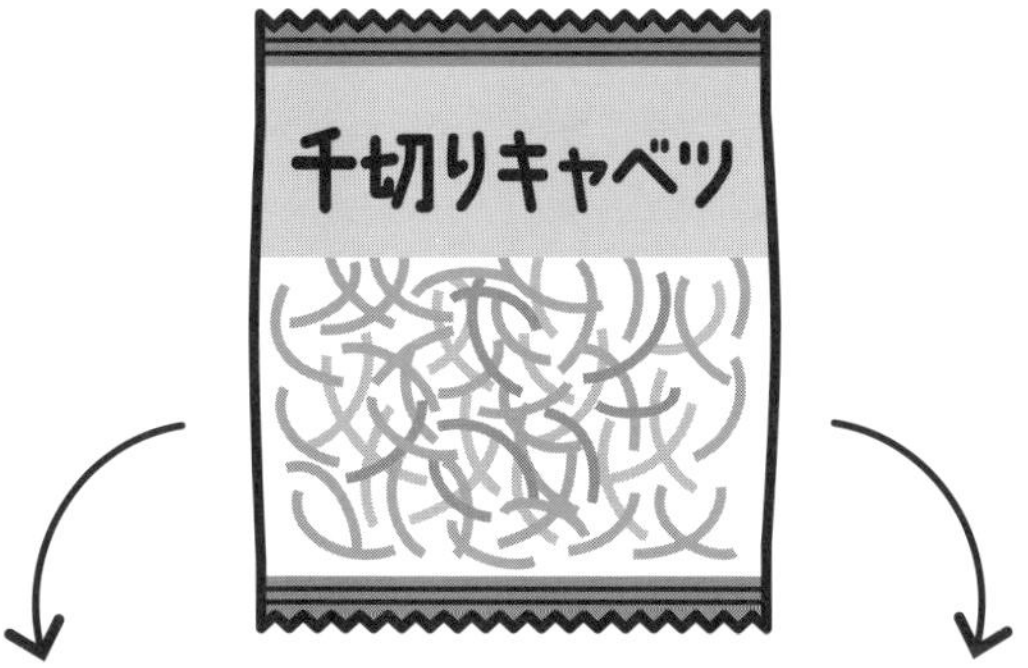

塩昆布&ごま油で 無限キャベツ!

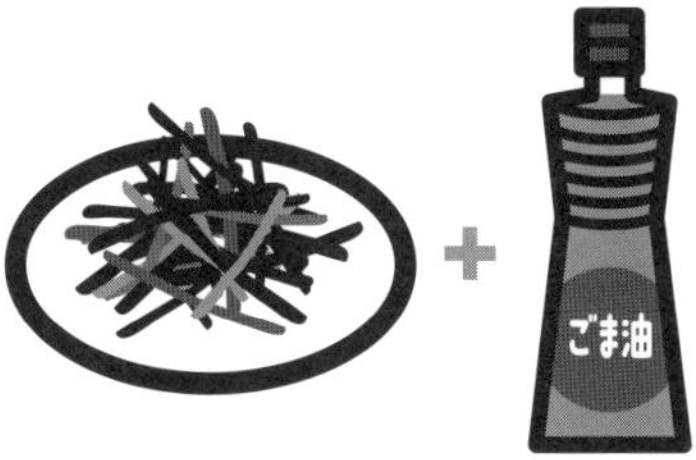

千切りキャベツの袋を開けて、そこに塩昆布を適量入れてもみもみ。少ししんなりしたらお皿に出してごま油をひとかけすると箸が止まらないこと間違いなし!　昆布も抗がん効果がありますよ。

納豆にポン酢で W抗がん効果!

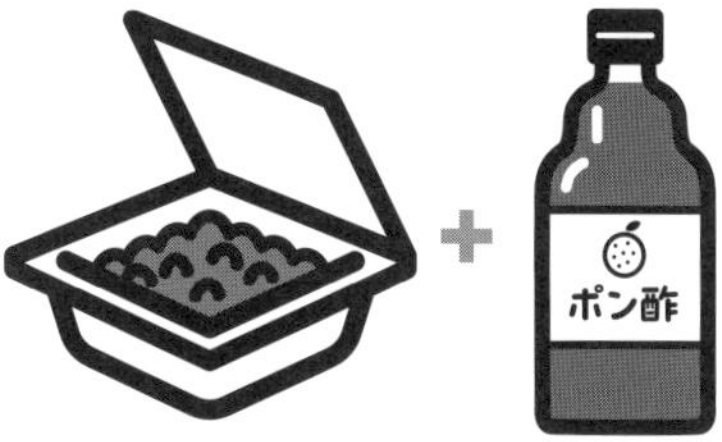

納豆とキャベツで二重の抗がん効果あり。ポン酢をかけた千切りキャベツに混ぜた納豆をあえればOKです。刻みのりをかけると風味アップしてさらにグッド!　納豆のタレとからしはお好みで。

体験談

乳がん1年目、抗がん10食材を毎日意識して食べています！

足立文恵さん（仮名、50歳代）

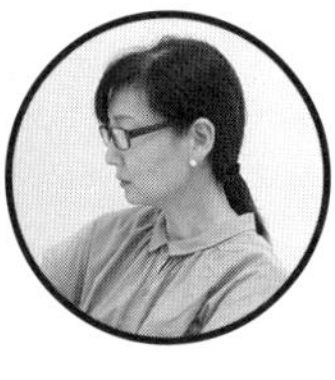

本書で紹介している「抗がん10食材」を食べて、乳がんの術後に大幅な食事改善に成功し、現在まで再発なく元気に過ごしている足立文恵さんという50代の女性がいます。話を聞くと常備菜や具だくさんみそ汁を上手に活用し、無理なく効率的に10食材を取り入れていました。しかし以前の食生活はかなり乱れていたそうです。

「転職と並行して社会人講座を受講し始めてから忙しくなり、食生活は徐々に悪化していきました。ファストフードやラーメン、エナジードリンクなどを頻繁に利用するようになり、菓子パンなど好物の甘いものも毎日欠かしませんでした。自宅でもパンや白米、パスタなど炭水化物と肉中心の食事で、大盛りが当たり前だったんです。そんななか田舎で暮らしている母が倒れて入院することに。仕事をしながら介護などの対応に追われて自分のことは二の次になり、気づくと早食いにもなっていました」と足立さん。

「２０２３年10月に、毎年受けていた乳がん検診で初期の乳がんを告げられました。そのときはショックよりも、母の介護をどうしようという気持ちのほうが大きくて。私はそれまでとても健康だったので、信じられない気持ちもありました。でも年初に受けた再検査でがんの影がはっきり写り、強い危機感をもつと同時に自分の身体に対して、気づかなくてごめんねと思いました。がん告知後からジャンクフードをやめて自炊に切り替えていましたが、がんについてはわからないことだらけでしたのでネットでいろいろ調べていたときに佐藤典宏先生の動画チャンネルを知って、食生活をきちんと見直そうと思いました」

足立さんが日常的に食べていたジャンクフードをはじめとした超加工食品は、がんのリスクを高めることがわかっています。フランスの大規模な研究では超加工食品を最も多く食べるグループでは、がんの発症リスクが20％以上高くなっていました。また、白いパンや白米、糖質の多いおやつ、そして早食い習慣は血糖値を上げやすく、糖尿病のリスクを高めることが報告されています。

治療は、ちょうど２０２３年末から保険適用が始まったラジオ波焼灼療法（がん細胞に細い針のような電極を刺し、中で発生させた熱によってがんを死滅させる治療法）を選択。２月下旬に手術を受け、３月から放射線治療もスタートしたといいます。

「傷跡は小さく回復も早かったので、退院後すぐに本格的な食事改善に取り組みました。朝食はいろいろ試して今は玄米、青魚、具だくさんみそ汁、常備菜、ヨーグルト、フルーツなどを食べています。なかでも常備菜とみそ汁はいろいろな食材を食べられるので便利。常備菜でよく作るのは、玉ねぎの三杯酢やきゅうりとわかめの酢漬け、なめたけ、ブロッコリーとツナのあえ物など。みそ汁には、キャベツ、玉ねぎ、にんじん、厚揚げ、きのこ、海藻などを入れています。面倒な日は魚や肉も入れておかずを省略することも。時短にもなり、とても助かっています」

毎日無理なく続けるため、缶詰、冷凍野菜、スーパーのお惣菜などを利用しているのが大事なポイント。続けることが一番大切です。また、足立さんは甘いもの好きなので、ハイカカオチョコレートや低糖質のシュークリームなど、できるだけ血糖値の上がりにくいおやつを選ん

「抗がん10食材満載の朝ごはんです」

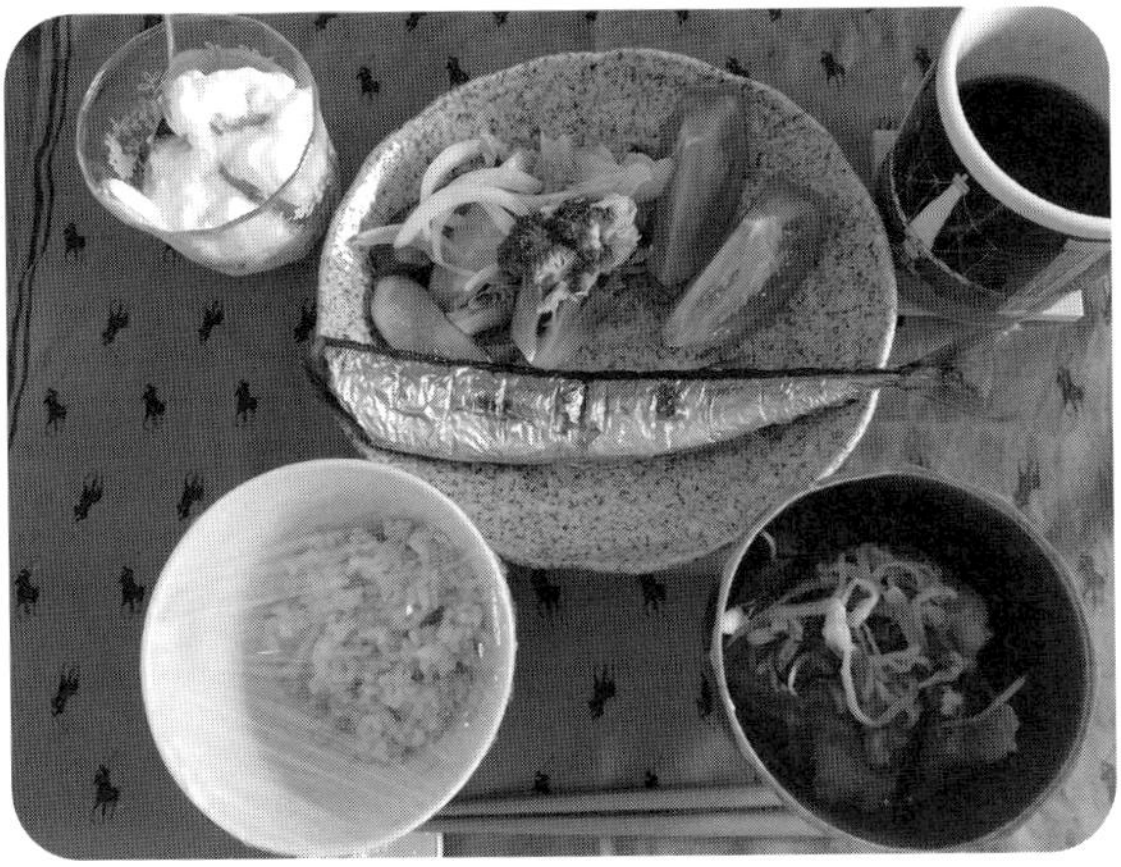

「この日は常備菜が2品。大きなお皿のさんまの左上に、ブロッコリーとツナのあえ物と、玉ねぎときゅうりの酢漬けをのせました。みそ汁の具材は切り干し大根、にんじん、干ししいたけと具だくさんです」（足立さん）

で食べているそうです。

「何より早食いにならないよう、ゆっくり味わって食べることを心がけています。また、がんのリスクを下げるために筋肉をつけることが大切だと佐藤先生の動画で知り、朝食後のゴミ出しのついでに週４回10分程度のランニングをしています。そのために朝の時間配分を見直して、余裕を持って準備するようになりました。介護も頑張りすぎず、人にまかせられる部分はおまかせして、『まずは自分の身体を優先する』という考えに切り替えました」

３月から食事改善を始め、７月の血液検査では高かった血糖値とＬＤＬコレステロール数値も改善され、現在まで再発もなく、経過も良好だそうです。

「以前は洋食などコッテリ系が好きでしたが、味覚も変化して今では和食をおいしく感じられるようになりました。健康で長生きするためにも、抗がん10食材をずっと続けていきたいと思います」

第3章

がんに負けない食事術

がんに負けずに長生きするには タンパク質がとても大事

おかずの主役といえば、肉や魚、大豆食品などのタンパク質食材です。タンパク質は筋肉など全身の組織の材料となり、免疫機能の維持やホルモンの調整にも欠かせないとても重要な栄養素。最近の研究では、食事からしっかりタンパク質を摂る高齢者のグループは、そうでないグループに比べて長生きしたという結果が報告されています。

さらに**がん患者さんにおいても、タンパク質をたくさん摂る患者さんは不足している患者さんに比べて、生存率が高くなる**ことが報告されています。がんになると、タンパク質が分解されて筋肉が減少しやすくなり、死亡率の上昇や術後合併症の増加に直結します。そのため特に手術を控えた人は、しっかりタンパク質を摂る必要があります。

では、1日にどのくらいタンパク質を摂ればいいのでしょうか？　オーストラリアの高齢男性を対象にした研究では、1日80〜90ｇのタンパク質を摂ったグループは、最もがんの死亡リスクが低かったことが報告されています。そして、この量より少なすぎても多すぎても、がんの死亡リスクは高くなっていたそうです。**体重で換算すると、1kgあたりタンパク質1・1g以上が目安です**。別の研究では体重1kgあたり1・1g未満の摂取だと、1・1g以上に比べて死亡リスクは約9倍に高まるという報告もあります。

ただ、これらを実践するには毎日かなりの量のタンパク質食材を食べる必要があります。そこで注意したいのが、動物性タンパク質と植物性タンパク質の摂取バランスです。健康の維持やがん予防のためには、食物繊維が豊富な植物性を積極的に食べることが大切ですが、上記のタンパク質量は植物性だけで補える量ではありません。ですから**植物性タンパク質を積極的に摂りつつ、動物性タンパク質も併せて食べることがポイント**。

おすすめの食材は、植物性では大豆や豆腐、納豆などの大豆加工食品、動物性は鶏むね肉や豚ヒレ肉といった脂身の少ない部位です。

料理に使ってほしい油、避けたほうがいい油

日々の食事作りに欠かせない、調理油。主役食材ではありませんが、毎日使うものなので、できるだけ体にいい油を使いたいものですよね。ここではさまざまな種類の調理油の中で、使ってほしい油と、がんのリスクを高めてしまう避けたほうがいい油をそれぞれ紹介します。

体にいい油といえば、みなさんもよくご存じのオリーブオイルがあります。オリーブオイルは古来からの健康食として知られる「地中海食」によく使われている油で、その健康効果は多岐にわたります。

オリーブオイルに豊富に含まれるオレイン酸は、悪玉コレステロールを抑え、大腸がんの成長を遅らせる効果があります。また、もっとも上質な**エクストラバージンオ**

イルから抽出される「オレオカンタール」という成分には、がん細胞だけを死滅に導く作用が報告されており、がんリスクの予防に最適です。ただし、和食の場合はオリーブオイルの風味が合わない場合もあるため、同じくオレイン酸を多く含む**なたね油やべにばな油もおすすめ**です。

一方、スーパーなどで多く流通している調理油にサラダ油があります。サラダ油はリノール酸やアラキドン酸が豊富に含まれるオメガ６脂肪酸に分類されます。じつはこの**オメガ６脂肪酸は、がん細胞を増殖させる作用があることが報告されている要注意な油**。

３万８０００人を対象にした日本の研究では、オメガ６脂肪酸の摂取量が多いほどホルモン依存性の乳がんリスクが高くなりやすく、摂取量が最も少ないグループに比べて多いグループは乳がんリスクが３倍近く高くなったという報告もあるほどです。

少量であればそこまで問題ありませんが、サラダ油を毎日使っている人は他の種類の油と使い分けるなど工夫するといいかもしれません。

がんになりやすくなる意外な飲み物

がんのリスクを高める食品として、意外な飲み物があります。それはフルーツジュース。フルーツジュースの何がいけないかというと、果糖です。果汁１００％のフルーツジュースでも、がんの予防につながる食物繊維などが取り除かれているため、成分のほとんどが果糖なのです。

糖にはいろいろな種類がありますが、ある研究では**液体の果糖、しかもフルーツジュースの果糖がもっともがんのリスクを高めるという報告があります**。10万人以上を対象としたある大規模な研究でも、１００％フルーツジュースを最も多く飲む人は、ほとんど飲まない人に比べてがんのリスクが14％増加していました。

フルーツジュースが、がん患者さんの生存率も低下させることもわかっているため、フルーツそのものを食べることをおすすめします。

また、清涼飲料水もがんのリスクを高める飲み物として注意が必要です。ソーダや砂糖が入った清涼飲料水は、カップ麺や袋入りスナックなどと同じ「超加工食品」に分類されます。超加工食品は、長期間常温保存ができるようにたくさんの添加物や保存料を加えた、食品の中でも最も加工のレベルが高い食品のこと。その中でも砂糖入り飲料は特に注意が必要で、がんのリスクを高めるという報告が数多くあります。**フランスの大規模研究では、砂糖入りの清涼飲料水を1日わずか100㎖多く飲むだけで、がんの発症リスクが19％上昇、乳がんのリスクが22％も上昇していました**。

一方、がんのリスクを下げる飲み物にコーヒーがあります。**コーヒーには抗酸化作用が高いポリフェノールが豊富に含まれ、すべてのがんのリスクを下げることがわかっています**。なかでも前立腺がん、子宮体がん、口腔がん、皮膚がんなどのリスクが低下することが確認されています。

コーヒーが苦手な人は、代わりに健康効果の高い緑茶を飲むのがおすすめ。カフェインやカテキンが豊富で、心臓や血管、呼吸器の病気などさまざまな病気による死亡リスクが下がることがわかっています。

〝甘党〟におすすめのがんリスクを下げる甘いもの

砂糖が使われた甘いものを食べすぎると、肥満やメタボリック症候群、糖尿病、がんなど、さまざまな病気のリスクを高めることがわかっています。その一方で、甘いものでもがんのリスクを下げる食べものがあるのをご存じでしょうか？　それが黒糖、ダークチョコレート、フルーツです。

黒糖をよく食べる奄美大島の住民の食事内容を調べた研究では、**黒糖を1日1回以上食べる人たちは、あまり食べない人たちに比べてがんのリスクが40%低下したことが報告されています**。なかでも、胃がん、乳がんのリスクは特に低下していました。

黒糖をはじめとした含蜜糖と呼ばれる砂糖には、糖分のほかに、原料の植物に含まれる栄養成分のミネラルやポリフェノールが豊富で、健康効果が期待できるのです。

ちなみに**上白糖や三温糖などの精製された砂糖はがんのリスクを上げることがわかっています**ので、できるだけ黒糖を選ぶようにしましょう。

ダークチョコレートは、砂糖が含まれていないため血糖値が上がりませんし、ポリフェノールを豊富に含む原料のカカオ豆の配合が高く、逆に血糖値を下げる効果や活性酸素を取り除く抗酸化作用、抗炎症作用が期待できます。**ダークチョコレートは動脈硬化や高血圧、脳卒中などの予防効果に加えて、がんのリスクを下げるのに最適なおやつなのです**。

また、フルーツをたくさん食べる人も、がんになりにくいことがわかっています。日本人を対象とした研究では、フルーツを週一回食べる人はほとんど食べない人に比べて胃がんの発生率が30％低いという報告が。特定のフルーツとがんリスクの明らかな関係は証明されていませんが、動物実験などで効果が報告されているフルーツの中で、スーパーフルーツと言われているのがアサイーです。

アサイーは、アントシアニンなどのポリフェノールが豊富で、抗酸化作用、抗炎症作用に加え、がんの抑制に効果的な血管新生阻害作用があります。鉄分や食物繊維、カルシウム、ビタミンCも含まれており、健康効果は抜群。甘党の人はぜひこれらの食品を活用してみてください。

焼肉、カレー、アイスクリーム、がんリスクを下げるのはこれだ

焼肉、カレー、アイスクリームと聞くと、どれもカロリーが高く、体に悪そうな食べ物だと思った人がいるかもしれません。ところがこの中に、がんのリスクを下げてくれる食べ物があります。

シンガポールの大規模研究では、**カレーを月1回以上、週に1回未満食べる人たちは、まったく食べない人たちに比べてすべての疾患による死亡リスクが46%も低下していました**。ちなみにそれ以上食べても、死亡リスクは基本的に下がらないそうです。ただ、シンガポールと日本のカレーは違うかもしれないので、あくまで海外の研究という位置付けですが、月に1回以上カレーを食べる人は長生きする傾向があるのです。

では、カレーの何がいいかというと、健康増進効果のあるスパイスをたっぷり使っ

ている点です。カレーの代表的なスパイスといえば、ターメリック、しょうが、にんにく、シナモン、クミン、ペッパー、チリ、サフラン、ローズマリー、クローブなどですが、なかでも**ターメリック、つまりウコンの成分であるクルクミンにはがんを抑制する作用が報告されています**。

細胞や動物の実験によるとがんの増殖の抑制、転移の阻害、抗がん剤の効果の増強といった効果が確認されていて、クルクミンを使った抗がん剤などの開発も行われています。

一方、**焼肉で使われる牛肉や豚肉などの赤肉は、食べすぎるとがんのリスクを高める危険性があります**。さらに、タンパク質や糖を含む赤肉などの食品を高温で調理することで「終末糖化産物＝ＡＧＥ」がたくさん生成されます。

ＡＧＥには強い毒性があり、小さな血管の中に詰まってしまったり、慢性炎症を引き起こして老化の原因物質になったり、心臓や血管の病気、そしてがんのリスクを高める可能性も指摘されています。実際に食事から**ＡＧＥを多く摂取する人は、乳がん、大腸がん、膵臓がん、そして肝臓がんなどのリスクが高くなるという報告も**。

ただし、別の研究ではあまり肉に熱を加えず、生に近い調理法を好む人は、肉を鉄板で焼いたり、バーベキューをしたりする人に比べて大腸がんのリスクが低下していたそうです。**どうしても食べたいときは肉を焦げるほど焼かず、ミディアム程度にとどめておくことをおすすめします**。

最後にアイスクリームをご紹介します。

アイスクリームやシャーベットは、塩や砂糖、体に悪い油、添加物、防腐剤などを使った超加工食品に分類されます。超加工食品を日常的に食べすぎると、心臓や血管の病気、肥満や脂質異常症、高血圧、糖尿病などの生活習慣病や内臓脂肪の増加によって大腸がんをはじめとしたがんの発症リスクが高まります。大腸がん患者を対象にした大規模研究では、**アイスクリームを多く摂取した患者さんは、摂取しない人に比べて大腸がんによる死亡リスクが86%も上昇していました**。さらに、心臓や血管の病気による死亡率も65%高くなっていました。

抗がん剤治療の副作用で食欲がないなどでアイスクリームしか食べられない人は食べてもいいと思いますが、基本的に健康な人も、がん患者さんも、加工食品であるアイスクリームはできるだけ避けたほうがいいでしょう。

巻末付録

効果を
より高めたい人に
抗がん
10食材シート

抗がん効果をもっと高めたいなら「10食材シート」で食生活をチェック

本書で紹介している抗がん食材は10種類あるので、効果をより高めるためには特定の食材にかたよらないよう、いろいろなレシピを作って食べていただきたいと考えています。

ただ、今日は何を作ろうかと考えるときに、前回作った常備菜の食材を思い出して今回どの食材が使われたレシピにすべきかをいちいち考えるのは面倒だと思います。また、忙しいときは外食続きになることもあると思いますので、10種類をまんべんなくというのは意外と難しいはず。

そこでおすすめなのが、122〜123ページに掲載した書き込み式の「抗がん10食材シート」です。1日に1回、食べた抗がん食材に○印を付けることで自分が何を食べたかを可視化できるので、食材のバランスをとりやすくなります。

また、○がひとつ1点で1日10点満点になるシートなのですが、毎日、自分の食事内容を振り返ってこのシートを付けると、「今日はこの食材に○が付かなかったから点数が低いな」といった具合に、穴埋めのゲーム感覚で高得点を意識するようになります。おのずとそれぞれの食材を食べる頻度も増えていくというわけです。

10食材をバランスよく、しかも多くの種類を食べることにつながるので、いいことづくめな「抗がん10食材シート」。日々の食生活の抗がん効果を少しでも上げたいという人はぜひ試してみてください。次ページのシートをコピーして冷蔵庫などに貼って使うのがおすすめです。

次ページに掲載！

「抗がん10食材シート」の基本の書き方

1

抗がん10食材を1日のうちに1回でも食べたら、その欄に○を付ける。

2

食べた量は少しでもOK。目安はその食材自体の味や食感がわかるかどうか。

3

1日10点、10日で100点満点。まずは10日間、ためしてみて。

きのこ しいたけ、しめじ、えのきだけ、まいたけなど	**脂ののった魚** さば、いわし、さんまなど（缶詰でもOK）	**海藻** わかめ、こんぶ、めかぶ、もずく、ひじきなど	**トマト** トマト、ミニトマト、トマト缶（トマトジュースはNG）	**にんじん** にんじんジュースはNG	合計

抗がん10食材シート

	キャベツ 春キャベツでも芽キャベツでもOK	**ブロッコリー** ブロッコリースプラウトでもOK	**玉ねぎ** 加熱して見えなくなっても問題なし	**にんにく** らっきょうやエシャロットもOK	**大豆製品** 大豆の水煮、納豆、豆腐、厚揚げ、豆乳など
1日目 ／					
2日目 ／					
3日目 ／					
4日目 ／					
5日目 ／					
6日目 ／					
7日目 ／					
8日目 ／					
9日目 ／					
10日目 ／					

実践者の声「私たち、10食材シートを使ってみました！」

前ページでご紹介した抗がん10食材シートはどのくらい使い勝手がいいのか、P102～106で紹介している足立文恵さん（仮名）に実際に使ってもらいました。

「乳がんの術後のタイミングで『抗がん10食材シート』をもとに本格的な食事改善に取り組みました。このシートはとてもシンプルで、食べた食材に丸をつけるだけなので、これなら忙しくてもできるなと思ったんです。もっと細かく書き込みをしないといけなかったら、面倒になって続かなかったと思います」（足立さん、以下同）

足立さんにシートを見せてもらうと、はじめてから数日で10食材にすべて丸がついていたのでコツを聞いてみました。

「夕食は仕事で遅くなる日や外食の日もあるので、予定に左右されない朝食で丸を増やすのがコツだと気づきました」

朝食で丸が4～5個つくと、高得点を狙いやすいとのこと。足立さんの他にもお二人に使ってもらいましたので左の囲みで感想をご紹介します。

また、このシートを活用する際にぜひお願いしたいのが10日間つけたら自分の食生活を振り返ること。シートの縦の列に注目すると丸が多く付いている列とあまり付いていない列があると思います。丸が少ないのが自分の食卓にのぼりづらい食材。もちろん、療養中のために消化によくないものを避けているとか、もともと苦手な食材の場合は気にする必要はありませんが、そうでないなら、その食材を献立選びのときに意識すると、得点が増えやすくなります。

抗がん10食材を日々の食事にバランスよく取り入れれば、がんになるリスクを確実に減らせます。ぜひ、本書の常備菜レシピと併せて、このシートをお役立てください。

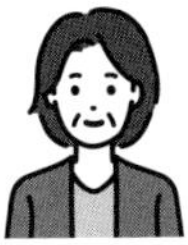

食卓に抗がん食材が増えました！

鵜飼寿子さん

「この書き込みシートはすごくわかりやすくて、何を食べるべきか、すぐに意識づけすることができました。スープにするといろいろな食材を一品でとれるので、あまり苦労することなく高得点に！」

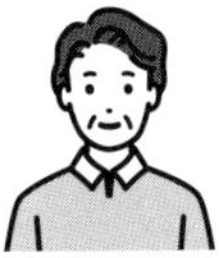

魚の缶詰を積極的に食べるようになりました！

福岡明さん（仮名）

「冷蔵庫に貼っていつでも見られるようにしています。やはり点数が高いほうがうれしいですね。チェックの習慣がついたおかげで、それまであまり食べなかったさば缶やいわし缶を積極的に食べるようになりました」

おわりに

がん患者さんから「何を食べたらいいですか？」と聞かれることがあります。食事は毎日のことですので、気になるのは当然のことだと思います。

がんと食事に関する情報は、インターネットや書店にたくさんあります。たとえば、にんじんジュースでがんが消えるとか、クエン酸を摂取するのがおすすめとか、アルカリ性の食べ物が効く、といった具合にです。

「これを食べればがんが消えますよ」という情報がいろいろと出回っていますが、どれも科学的な根拠はありません。

特定の食事でがんが消えるというのは、デタラメと言っていいです。

食べ物でがんが消えたり治ったりはしません。

がんの治療は苦しいこともあります。

そのため、「がんが消えますよ」という強い言葉をかけられると、抗がん剤治療やリスクのある手術をしなくても食事でがんが治ると信じ、それらの治療を放棄してしまう人がいるかもしれません。がんの治療法の選択は命に直結することですから、私は問題だと思います。

この本は、がんを消すためではなく、がんになるリスクを少しでも減らすため、また、たとえがんになっても長生きできるようにするためのものです。

そういった科学的な根拠のある食材が近年の研究で複数わかってきたので、それをもとにしたレシピを紹介しています。

２０２３年に出した『がんにも勝てる長生きスープ』が「簡単に作れておいしい」と、私のまわりの人たちにも大変好評だったので、今回も前回と同じ料理家さんたちにレシピ考案をお願いしました。私自身もこの本で紹介している常備菜を作って食べたいと思います。

この本があなたの健康的な食生活のヒントになれば幸いです。

佐藤典宏

Staff

カバー・本文デザイン	平田毅
料理考案・調理・スタイリング	蓮池陽子、柳井泉、寺島モエカ
栄養価計算	柳井泉
料理撮影	廣瀬靖士
写真協力	山田智絵、ピクスタ
イラスト	伊藤智代美
DTP	東京カラーフォト・プロセス株式会社
校正	株式会社鷗来堂
編集協力	井上真規子、草柳麻子
編集担当	今井佑

がんにも勝てる長生き常備菜

著　者　佐藤典宏
編集人　岡本朋之
発行人　倉次辰男
発行所　株式会社主婦と生活社
〒104-8357　東京都中央区京橋3-5-7
TEL 03-3563-5130（編集部）
TEL 03-3563-5121（販売部）
TEL 03-3563-5125（生産部）
https://www.shufu.co.jp/
製版所　東京カラーフォト・プロセス株式会社
印刷所　大日本印刷株式会社
製本所　株式会社若林製本工場

ISBN 978-4-391-16327-8

落丁・乱丁の場合はお取り替えいたします。
お買い求めの書店か、小社生産部までお申し出ください。